서울아산병원 심장병원 박승정 박사
베스트 닥터의 건강한 심장을 위한 **희망 프로젝트**

심장병 119

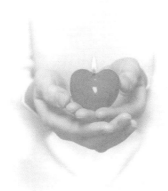

서울아산병원 심장병원 박승정 박사
베스트 닥터의 건강한 심장을 위한 **희망** 프로젝트

심장병 119

가림출판사

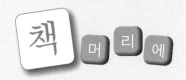

얼마 전에 오른쪽 어깨 인대가 끊어져서 작은 수술을 받았다. 난생 처음 환자가 되어 수술실에 들어가면서 한꺼번에 여러 가지 생각이 들었다. "혹시 마취에서 깨어나지 못하는 건 아닐까?" "막내 딸내미 때문에라도 조금 더 살아야 하는데……."

갑자기 죽음에 대한 두려움과 삶에 대한 아쉬움이 눈덩이같이 커지면서, 급기야 집사람 손을 놓고 수술실에 들어가면서는 눈시울을 붉히고 말았다. 체질적으로 마약계통의 진통제가 부작용이 심해서 수술 후에 심한 통증을 거의 맨 정신으로 견뎌야 했는데, 가장 힘들었던 일은 수술 후 거의 두 달 동안 편안한 잠을 잘 수가 없었다는 점이다. 점점 신경이 날카로워지고 우울해졌다. 대수롭지 않게 생각했던 작은 수술이 온통 내 삶의 리듬을 망가트리고 있었다.

건강하다는 것, 그 경이로운 조화로움에 대해 다시 한번 감탄하고, 또 감사하게 되었다. 편하게 숨쉬고, 잠잘 수 있다는 평범한 행위가 어마어마하게 많은 우리 몸의 크고 작은 장기들의 균형 있는 '역동적인 조화'에 의해서 유지된다는 사실을 새삼 깨달았다. 어느 작은 근육 하나라도 고장이 나면, 결국 더 큰 근육에 무리가 생기고, 잠자거나 숨을 쉰다는 아주 기본적인 움직임도 힘들어진다는 사실을 알았다. 따라서 건강한 삶은 몸과 마음의 적극적인 노력에 의해서 유지되어진다는 생각에 이르게 되었다. 늙고 병들어 죽음에 이르는 삶의 여정은 누구에게나 공평하다. 태어나고 죽는 것이 절대적으로 수동적인 현상이라면, 건강하게 산다는 것은 전적으로 '능동적인 행위'라는 것을 깨닫게 되었다.

오래 살고 싶은 인류의 염원은 의학의 발전을 이끈 가장 중요한 원동력이다. 2011년 한국통계청 자료에 의하면 한국인의 평균 기대 수명은 81세로 10년 전보다 5년이나 증가했다. 미국, 독일 등의 선진국보다 오래 산다. 하지만 우리의 건강 수명은 71세로 선진국의 72~76세에 비하면 상대적으로 짧다. 다시 말하면 병들고, 아파서 10여 년을 넘게 고생하며 산다는 이야기다. 건강하게 오래 사는 것이 더 중요한 시대가 되었다. 허혈성 심장질환, 당뇨 등의 대사질환은 특히 평소의 나쁜 생활 습관과 밀접하게 관련되어 있다. 건강을 지키는 좋은 습관에 대해 바르게 알고, 바쁜 생활 속에서도 얼만큼 실천할 수 있느냐 하는 것이 건강 수명의 중요한 방정식임을 명심해야 한다.

환자 입장이 되어 작은 수술을 받으면서 많은 생각을 하게 되었다. 늦둥이 서연이를 위해 '건강하게 살아야지'하는 각오가 새로워졌고, 다시 아침 일찍 병원에 가고, 일할 수 있다는 사실에 진심으로 감사하게 되었다. 이 책을 내는데 수고를 아끼지 않은 이종영 선생님, 임서진 간호사님, 박은경 선생님께 감사의 마음을 전한다.

Contents
차례

♥ 3장 심장재활, 행복하고 건강한 삶을 위한 필수 치료 ♥

♥ 4장 심장을 지켜주는 영양과 운동 ♥

♥ 5장 심장병, 근본적 치료의 모든 것 ♥

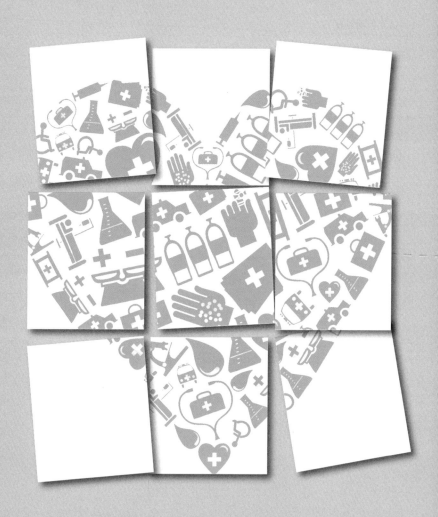

1장 심장의 모든 것

당신의 심장은 몇 살입니까?

내 심장은 몇 살일까?

사람의 나이를 가늠하는 방법으로는 일 년씩 늙어가는 연도별 나이가 있고, 실제로 얼마나 늙었는지를 나타내는 생리적인 나이가 있고, 연도별 나이나 생리적인 나이와는 상관없이 마음으로 느끼는 심리적인 나이가 있다.

연대순 나이는 해가 지나면서 누구나 똑같이 들어가는 나이이기 때문에 모두에게 공평하다. 하지만 생리적인 나이와 심리적인 나이는 사람에 따라서 많은 차이가 있다. 사람에 따라 실제 태어난 나이보다 10년 더 늙어 보일 수도 있고, 반대로 10년 더 젊어 보일 수도 있는 것은 기능적인 생리 나이와 연대순 나이가 다르기 때문이다. 타고 나기를 더 빨리 늙거나 또는 덜 늙는 사람들이 있다. 그러나 대부분의 사람들은 서로 다른 생활 습관에 따라서 노화의 속도가 달라지게 된다.

인간의 수명이 얼마까지인지에 대한 과학적인 정설은 없으나, 인간이 살 수 있는 생리적인 나이는 125~150세까지로 추정한다. 다시 말해서 인간이 외부 환경으로부터의 위험이나 자연재해, 사고 그리고 스스로 만들어 가는 나쁜 습관들로부터 완전하게 보호받을 수 있다면, 기능은 떨어지더라도 기대 수명이 최소한 125세는 된다는 이야기다. 하지만 현재 인간의 기대 수명을 평균 80세로 본다고 하더라도, 우리가 살아가는 동안 자신도 모르게 얼만큼 스스로의 건강을 해치고 있는지를 심각하게 생각해 볼 필요가 있다.

바쁜 현대를 살아가는 우리들의 나쁜 습관들에 해당되는 흡연, 음주, 비만 그리고 과도한 스트레스, 치열한 경쟁 속에서 어떻게 건강을 지켜 낼 수 있을까?

최근 통계청에서 발표한 우리나라의 주요 사망 원인을 보면 심장질환이 뇌혈관질환을 제치고, 암 다음으로 2번째로 높은 사망 원인으로 밝혀졌다. 2011년까지 심장질환은 암, 뇌혈관질환에 이어 사망원인 3위였으나 2012년부터 뇌혈관질환을 앞질렀다. 이뿐만 아니라 2012년 허혈성 심장질환으로 병원을 찾은 환자는 약 79만 990명으로 2011년보다 4.4% 증가했다. 2003년도와 비교하면

58% 급증한 수치다.

심장질환이 증가한 이유는 고령화와 서구식 식습관으로 인한 고혈압, 당뇨 등의 만성질환 증가와 운동 부족, 비만, 스트레스, 흡연 등의 원인 때문이다. 뿐만 아니라, 전 세계적으로는 심장혈관질환이 전체 사망의 30%를 차지할 정도로 사망률 1위를 차지하고 있다. 사망 원인이 급성질환에서 만성질환으로 이행하면서 오랜 시간에 걸친 일상생활 습관이 질병과 사망에 더 많은 영향을 미치게 된 것이다. 결국 주요 사망 원인이 '생활 습관병'으로 변화한 셈이다. 이러한 성인병 질환들은 노화와 관련된 어쩔 수 없는 노인병의 개념으로 알고 있었으나, 최근 이러한 질환들의 발병 원인과 여러 위험인자들이 밝혀지면서 오히려 일상생활의 여러 가지 나쁜 습관들과 관련되어 있다는 것을 알게 되었다.

따라서 이러한 심장질환은 적극적인 습관 교정을 통한 건강한 생활 습관을 가짐으로써 어느 정도 예방이 가능하다는 사실이 알려지게 되었다. 대표적인 '생활 습관질환'들은 고혈압, 당뇨병, 비만, 심장혈관질환을 포함한 다양한 혈관질환 그리고 암까지 포함하고 있다.

일본은 가장 장수를 누리는 나라 중 한 곳이다. 최근 일본 후생성 발표에 의하면 장수하는 고령자의 대부분은 매일 건강한 습관을 지속적으로 유지하고 있었다. 특히 장수와 관련된 좋은 습관들은 규칙적인 아침, 점심, 저녁 식사를 한다, 과식을 하지 않는다, 수면을 충분히 취한다 순이었다. 다시 말하면 건강한 일상생활이 생활화된 사람일수록 오래 산다는 것을 알 수 있었다.

사망원인 1위 심장병, 심근경색증

갑작스런 죽음, 돌연사!

말 그대로 건강하게 잘 지내던 사람이 아무 이유 없이 하루 아침에 갑자기 죽게 되는 것을 말한다. 평소에 건강하게 보이던 사람이 심장병 유무와 상관없이 증상 발현 후 1시간 안에 예기치 않은 사망에 이르게 되는 경우를 급사 또는 돌연사라고 한다. 준비되지 않은 죽음은 당사자에게도 불행이지만 살아 있는 가족들에게는 엄청난 고통이며, 사회적으로도 경제적 · 기능적 손실임에 틀림없다.

돌연사의 가장 주된 원인은 동맥경화성 심장혈관질환인 협심증, 심근경색증이 가장 흔하면서 중요한 원인 질환이다. 특히 심근경색증은 심장근육에 산소를 공급하는 심장혈관에 동맥경화증이 진행되어 어느 순간에 갑자기 혈관이 막히고, 심장근육이 죽게되는 질환으로, 이 과정에서 악성 부정맥이 생겨 급사에 이르게 된다. 이렇게 무서운 심장혈관질환의 주된 발병 원인은 많은 부분이 우리들의 나쁜 생활 습관과 관련되어 있다.

보리스 옐친 전 러시아 대통령, 미국 역사상 유례 없는 4선 대통령 프랭클린 루스벨트, 김일성, 김정일 전 북한 주석, 악명 높은 밀로세비치 전 유고 연방 대통령, 30년 철권 통치를 휘두르던 시리아의 아사드 대통령 그리고 인류 최초로 아폴로 11호를 타고 달에 착륙했던 닐 암스트롱, 이들의 공통점은 모두 심장혈관질환인 심근경색증으로 사망했다는 사실이다.

심근경색증은 1950년대 이후 유럽, 미국에서는 가장 흔한 사망 원인이었으며, 지금도 미국에서는 연간 30만 명이 넘는 수의 환자가 갑작스런 심장마비로 사망하는 것으로 나와 있다. 최근 2009년도에 들어서면서 심장마비에 의한 급사의 빈도가 다소 줄기 시작했는데, 이는 관상동맥질환에 대한 치료 의학적인 면에서의 발전뿐만이 아니라, 예방 의학적인 면에서 지난 수십 년간 국민의 건강한 생활 습관 개발과 교육에 꾸준히 투자한 결과라고 볼 수 있다. 더 구체적으로는 콜레스테롤을 낮추기 위한 식이 조절, 지속적인 운동 프로그램, 적극적인 금연 운동 등의 건강한 생활 습관의 교육과 확산에 힘입었다고 볼 수 있다.

우리를 예기치 않은 죽음에 이르게 하는 심장혈관질환, 협심증, 심근경색증의 원인, 진단, 그리고 전문적인 치료에 이르기까지 모든 것과 이를 예방하기 위한 건강한 생활 습관에 대해서 자세히 알아보도록 하자.

심장은 피를 뿜어 1분에 지구
3바퀴를 완주시키는 천하장사

심장이란 말 그대로 우리의 마음을 담아 두는 그릇이라고 볼 수 있다. 우리 몸에서 어느 하나 중요하지 않은 장기가 없겠으나 우리가 육체적, 정신적으로 살아 있기 위해서 반드시 필요한 에너지를 공급해 주는 중요한 원동력이 되는 장기이다. 이러한 심장의 제일 중요한 기능은 펌프작용이다.

심장은 주먹 크기만한 근육 덩어리로 온몸에 피를 뿜어 주는 일종의 펌프라고 할 수 있는데, 전신을 돌아 노폐물을 싣고 온 정맥피를 오른쪽 심장이 받아서, 폐로 보내면 폐순환을 통해서 피는 신선한 산소와 영양분을 공급받게 된다. 신선한 피는 다시 왼쪽 심장으로 들어와 강한 심장 수축을 통해서 대동맥을 통해 전

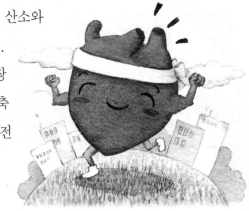

신으로 보내지게 된다. 이러한 심장의 강한 펌프작용으로 신선한 동맥피는 우리 몸의 뇌, 심장, 간, 신장, 팔다리 근육 곳곳을 순환한다.

심장이 한 번 수축해서 퍼 올리는 피의 양은 50~80cc로 하루에 평균 8톤 정도의 양을 평생 펌프질 해내야 한다. 피가 들어오는 길인 정맥과 나가는 길인 동맥, 온몸에 퍼져 있는 모세 혈관들을 모두 연결하면 길이가 약 12만km에 이른다. 이는 지구를 3바퀴 돌 수 있는 정도의 길이이다. 왼쪽 심장을 떠난 동맥피가 전신을 돌아 오른쪽 심장에 정맥피로 돌아오기까지 채 1분이 걸리지 않으니, 심장근육은 힘차게 피를 뿜어 지구 3바퀴 길이를 1분 내에 완주시키는 천하장사라고 볼 수 있다.

심장은 4개의 방으로 이루어진
근육 주머니

심장은 300~350g 정도의 무게로 주먹 크기의 자그마한 근육으로 이루어졌다. 심낭이라고 하는 주머니에 싸여져 있으며 우리 몸의 왼쪽 젖가슴 뒤쪽 부위에 위치한다.

심장은 크게 왼쪽 심장과 오른쪽 심장으로 나누어져 있으며, 실제로는 좌우에 각각 심실과 심방, 모두 4개의 방으로 이루어져 있다. 각 심실과 심방 사이에는 혈액을 한쪽 방향으로 흐르게 하는 문이 있는데 이를 심장판막이라 한다. 이 판막의 기능은 우리 몸의 피를 한쪽 방향으로 흐르게 해주는 밸브 역할을 한다.

심장이 좌우 심장으로 나뉘어져 있는 이유는 산소와 영양분을 실어 나르는 신선한 혈액을 전신으로 공급하기 위해서이다. 전신에서 돌아오는 정맥피는 몸의 각 부위에 영양분과 산소를 공급하고 난 후에 노폐물을 받아서 오른쪽 심장에 모이게 된다. 이렇게 오른쪽 심장에 모인 정맥피는 우심방, 우심실을 거쳐서 폐동맥을 통하여 양쪽 폐로 이동한다. 폐순환을 통해서 정맥피는 신선한 산소를 받아 들여 영양분과 산소가 충분한 동맥피로 바뀌게 된다. 이 동맥피는 다시 왼쪽 심장으로 모이게 되는데, 좌심방 좌심실을 거쳐 대동맥을 통해서 전신으로 흘러나가게 되는 것이다. 우리 몸의 모든 장기에 신선한 동맥피를 공급하기 위해서 평생 동안 쉴 새 없이 일하는 부지런한 근육 주머니인 셈이다.

심장은
자가발전소를 가지고 있다

심장은 다른 장기와는 달리 오른쪽 심장 위쪽에 동방결절이라고 하는 자가 전기발전소를 가지고 있다. 이곳에서 발생한 전기는 방실결절 및 히스속이라는 특수한 전기 전달시스템을 통하여 심실 근육에 전달되어 심장 근육을 수축시키게 되는 것이다.

우리가 알고 있는 식물 인간은 뇌가 죽었는데도 심장이 살아 있는 경우라고 볼 수 있는데, 이는 심장이 다른 장기와는 달리 뇌 중추의 통제를 받지 않는 자가발전소를 갖고 있기 때문이다. 정상인에서는 1분에 60~100회까지 일정한 간격으로 전기 자극을 만들어 내는 것으로 되어 있다. 심한 운동 등 심장 근육이 많은 산소와 피를 요구하는 상황에서는 180~200회 정도까지 빠르게 변할 수 있는 능력을 가지고 있다.

심장 근육을 먹여 살리는 심장혈관
관상동맥

심장 근육에 혈액을 공급하는 혈관을 관상동맥이라 하는데, 생긴 모양이 임금님 관같이 생겼다 하여 붙여진 이름이다. 대동맥의 뿌리 부위의 대동맥 판막 바로 위에서 시작하여 심장 근육에 분포하게 되는데, 왼쪽에 큰 혈관 2개, 좌전하행지와 좌회선동맥, 오른쪽에 1개로 모두 3개의 굵은 혈관으로 구성되어 있다. 왼쪽의 두 혈관이 나누어지기 전의 굵은 혈관 부위, 즉 왼쪽 관상동맥의 목 부위를 '좌관동맥주간부'라 일컫는다.

심장혈관을 통하여 심장에 전달되는 혈류의 대부분은 심장 박동 이완기에서 이루어지며 심장의 운동량에 따라서 5~10배까지 증가할 수도 있다. 심장혈관에 생기는 대표적인 질환인 협심증, 심근경색증은 이 관상동맥에 동맥경화증이 진행되면서 심장혈관이 좁아지거나 완전히 막힘으로써 심장 근육에 충분한 혈액 공급이 이루어지지 않아서 생기는 병이다.

심장의 문, 심장판막

　심장은 좌우 2개의 심방과 2개의 심실인 4개의 방으로 구성되어 있으며, 혈류의 방향을 한쪽으로 움직이게 해주기 위해서 4개의 문이 필요한데 바로 이 구조물을 판막이라고 한다. 오른쪽 심장의 우심실과 우심방 사이에 삼첨판막, 우심실과 폐동맥 사이에 폐동맥판막이 있고, 왼쪽 심장의 좌심실과 좌심방 사이에 승모판막이 있으며, 좌심실과 대동맥 사이에 대동맥판막이 있다.

　우리가 흔히 말하는 심장판막질환이란 판막의 열고 닫히는 작용이 원활하지 않은 경우를 말하는데, 기능적으로 판막이 잘 열리지 않는 경우를 협착증이라 하고, 반대로 열리기는 하지만 닫히지 않아 피가 역류하는 경우를 폐쇄 부전증이라고 한다. 흔히 임상적으로 문제가 되는 판막질환 부위는 승모판막과 대동맥판막 두 곳이다.

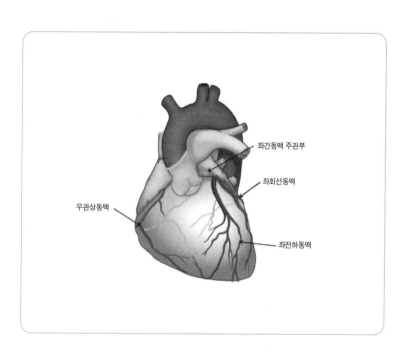

좌간동맥 주관부

좌회선동맥

우관상동맥

좌전하동맥

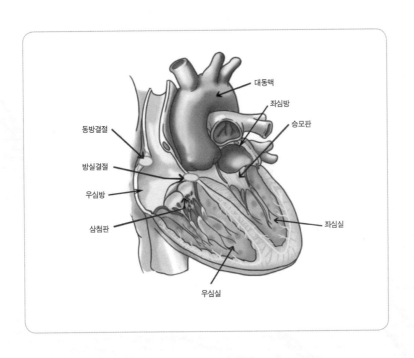

대동맥
좌심방
승모판
동방결절
방실결절
우심방
삼첨판
좌심실
우심실

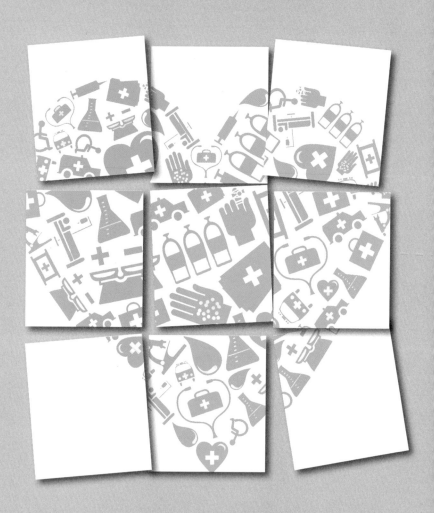

살 100세 심장을 위한 건강한 습관들 그리고 다스려야 할 지병들

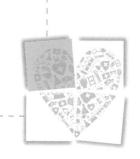

침묵의 저승사자, 고혈압

♥♥ 고혈압이 무서운 이유

2차 세계 대전이 막바지로 치닫던 1945년 2월, 소련 크림 반도 남쪽 끝의 아름다운 휴양 도시 얄타에 세 나라 정상들이 한 자리에 모였다. 2차 세계대전을 연합국의 승리로 이끈 미국의 32대 대통령 프랭클린 루스벨트, 전쟁에서 영국과 유럽을 구하며 영국 역사상 가장 위대한 영국인으로 추앙받는 윈스턴 처칠 총리, 소련의 독재자 이오시프 스탈린은 패전국과 해방국의 처리 방향을 논의하기 위해 한자리에 모였다. 회담에 모인 이 세 사람의 공통점은 무엇일까? 시대적 영웅이고 나라의 통치자이며 역사를 장식한 인물들이라는 점이다. 하지만 이 세 사람에게는 또 다른 공통점이 있다. 이들 모두 고혈압 환자였으며, 회담이 휴양 도시인 얄타에서 열렸던 이유도 세 사람의 공통 지병인 고혈압 때문이었다는 사실을 아는 사람은 많지 않을 것 같다.

프랭클린 루스벨트 대통령은 얄타 회담이 얼마 지나지 않은 4월 갑작스런 뇌출혈로 사망한다. 전쟁 종식을 누구보다 바래왔던 루스벨트는 안타깝게도 세계대전의 종결을 보지 못하고 사망했다. 그로부터 8년 뒤인 1953년, 항간에는 스탈린의 사망 원인이 독살이라는 설이 있기도 하지만, 독재자 이오시프 스탈린도 뇌출혈로 쓰러져 역사의 뒤안길로 사라졌다. 얄타 회담에 참석한 세계 주역 중 가장 오래 살았던 윈스턴 처칠은 잦은 흡연과 음주에도 불구하고 91세까지 살았을 만큼 타고난 건강 체질이었지만, 평소에 혈압이 높았던 그는 세 번의 뇌졸중을 겪으며 세상을 떠났다.

고혈압이 무서운 이유는 고혈압 그 자체보다 고혈압으로 올 수 있는 뇌출혈, 뇌경색 등의 뇌혈관질환이나 심혈관질환, 신부전 등의 합병증 때문이다. 나이가 들면서 혈압의 변동성이 증가하여 기립시에 저혈압을 일으키기 쉽고, 식후 저혈압이 많아지며, 취침 중에도 혈압이 낮아지지 않는다. 평균 혈압은 연령이 증가함에 따라 함께 변화하며, 수축기 혈압은 연령이 증가함에 따라 계속 상승하지만, 이완기 혈압은 나이가 들면서 반대로 낮아지기 때문에 수축기와 이완기 혈압의 차이인 맥압은 나이와 함께 커진다. 이 맥압의 증대는 심혈관질환 발현의 한 예측인자이기도 하다.

미국에서는 심장혈관질환이 사망률 1위로 사망하는 경우가 더 많지만, 우리나라에서는 지금까지 뇌혈관질환으로 사망하는 경우가 더 많았으나 최근 들어 심장혈관질환 사망률이 높아지고 있는데, 잘 조절되지 않은 고혈압과 관련이 있다고 볼 수 있다. 우리나라 성인 3명 중 1명이 고혈압 환자인데, 연령이 증가할수록 증가하여 65세 이상의 성인은 2명 중 1명이 고혈압 환자이다. 고혈압 환자는 혈압이 높을수록 심혈관질환 발생 확률이 증가하며, 일반인보다는 대체로 2배 정도 더 높다. 고혈압을 치료하면 뇌졸중은 35~40%, 심근경색은 20~25%, 심부전은 50% 이상 감소한다. 그러나 가장 큰 문제는 진단과 치료가 제대로 되고 있지 않다는 점이다. 최근 미국에서는 고혈압 환자이면서 이를 모르고 있는 사람이 30%나 되고 고혈압을 치료하여 목표 혈압 이하로 도달한 사람은 겨우 34%에 지나지 않는다고 한다. 이러한 결과는 우리나라도 크게 다르지 않다고 여겨지므로 고혈압을 적극적으로 진단하고 치료하는 일이 뇌졸중과 심장질환으로 인한 사망률을 줄이는 중요한 전제 조건이라고 할 수 있다.

♥♥ 고혈압이란?

혈압은 동맥 혈압으로 최고 혈압은 심장이 수축하여 혈액을 내보낼 때 혈관이 받는 압력으로 '수축기 혈압'을 말하며, 최저 혈압은 혈액이 심장으로 돌아올 때 혈관에 미치는 압력으로 '이완기 혈압'을 말한다. 혈압의 표기는 심장이 수축할 때 생기는 수축기 혈압과 심장이 이완할 때 생기는 이완기 혈압으로 구분해 함께 보여준다.

통상적으로 고혈압의 진단 기준으로 삼는 140/90mmHg는 수축기 혈압이 140mmHg 이상이거나 이완기 혈압이 90mmHg 이상인 경우로 두 가지 중 하나라도 높으면 고혈압으로 진단된다. 정상혈압은 120/80mmHg 미만, 고혈압은 140/90mmHg 이상이다.

다만, 나이가 들면서 혈압이 올라가는 경향이 있고 연령이 많은 경우 혈압이 너무 낮으면 오히려 심장질환이나 뇌혈관질환이 더 발생할 수 있으므로 60세 이상의 경우 150/90mmHg 이상일 경우를 고혈압으로 하고 있다. 또한 동반질환에 따라서(당뇨, 신장병 등) 고혈압 기준은 조금씩 달라질 수 있다. 그 중간 단계인 120/80~139/89mmHg인 경우 고혈압 전 단계로 분류하는데, 고혈압으로 진행될 위험성이 정상 혈압일 때보다 2배 이상 더 높다.

고혈압 환자가 혈압약을 복용하는 주목적은 합병증 예방이다. 경도의 고혈압이 있어도 장기적으로 치료하지 않으면 혈압을 조절하지 않는 사람들에 비해 뇌졸중, 심부전, 관상동맥질환, 만성신부전증, 망막증 등의 합병증이 발생할 확률이 높아진다. 혈압약을 복용하면 이러한 합병증들이 발생할 확률이 20~50% 감소하기 때문에 고혈압이 의심되면 생활 습관 조절과 함께 혈압약을 복용해야 한다. 3개월 간의 운동이나 식이 조절에도 불구하고 140/90mmHg 수준의 혈압이 지속된다면 혈압약 복용을 통한 혈압 조절을 하도록 한다.

하지만 약물 복용으로 모든 것을 해결하려 해서는 안 된다. 생활 습관을 개선하면 어느 정도 혈압이 강하되므로, 약물의 종류와 용량을 줄일 수도 있고 약물을 복용할 필요가 없어지는 경우도 있다.

♥♥ 고혈압은 왜 생길까?

전체 고혈압 환자의 90% 이상은 특별한 원인을 발견할 수 없는데, 이를 본태성 혹은 일차성 고혈압이라고 한다. 나머지 10%는 고혈압이 2차적인 증상으로 나타나는 2차성 고혈압이다. 고혈압을 일으키는 흔한 질환에는 신장(콩팥)병, 호르몬 이상, 신동맥 협착 등이 있다. 병원에서 고혈압 환자를 진료할 때 의사들은 본태성 고혈압인지, 2차성 고혈압인지를 우선 감별하여 치료의 방향을 결정한다.

고혈압의 원인으로 먼저 유전적 요인을 들 수 있다. 가령 부모 중 한 사람에게 고혈압이 있다면 자녀 네 명 중 한 명은 고혈압이 발생하고, 부모가 모두 고혈압이라면 자녀 두 명 중 한 명은 고혈압이 발생한다. 일반적으로 고혈압 환자의 1/3 가량이 유전적인 영향을 받은 것으로 추측되고 있다. 그러나 가족 중에 고혈압 환자가 있다고 해서 모두 고혈압이 생기는 것도 아니며, 가족 중에 고혈압 환자가 없다고 해서 반드시 고혈압이 안 생기는 것은 아니다.

나이가 들어감에 따라 혈압이 증가하는데, 이러한 현상은 나이가 들수록 동맥의 탄력이 감소하고 동맥의 확장이 여의치 않기 때문이다. 60세 이상 인구의 60~70%가 고혈압 환자일 것으로 추정되고 있다. 나이가 들어 혈압이 오르는 것을 생리적인 현상으로 생각하고 지나쳐서는 안 된다. 나이가 들어서 혈압이 140/90mmHg(150/90 mmHg, 60세 이상) 이상이면 반드시 치료를 받아야 한다.

소금을 많이 섭취하면 고혈압이 더 잘 발생하는 것으로 알려져 있다. 지금까지 여러 연구에 의하면, 소금을 많이 섭취할 경우 나트륨이 혈관을 수축시키고 말초혈관의 저항을 높여 혈압 상승이 일어난다. 우리나라 사람들은 유독 짜게 먹는 것을 즐긴다. 세계보건기구 권장치인 2,000mg보다 2.5배나 많은 양의 소금을 섭취한다. 한국인의 식단은 그야말로 소금 밭이다. 칼칼한 맛이 일품인 칼국수는 가장 소금이 많이 들어간 음식이다. 이외에도 얼큰한 김치찌개, 구수한 된장찌개에도 나트륨 함량은 다른 음식들에 비해 훨씬 높다. 밥도둑으로 불리는 간장 게장과 명란젓 등도 소금이 많이 함유된 음식 중 하나다. 우리가 좋아하는 라면에도 나트륨이 많이 들어가 있다.

체중이 증가하면 혈압이 올라간다. 통계에 의하면 비만인은 정상인보다 3배 이상 고혈압이 잘 생기고 당뇨병과 고지혈증의 발생 위험도 증가한다. 비만증 환자에게 고혈압이 더 잘 발생하는 이유에 대해서는 아직 확실히 규명되지 않았다. 하지만 살이 찌고 체중이 늘면 몸 구석구석에 더 많은 피가 배달되어야 하는데, 말초 저항이 증가함으로써 심장과 혈관은 더 큰 압력, 더 높은 혈압으로 피를 뿜어 주어야 하기 때문이다.

또한 비만 환자는 혈액에 인슐린 농도가 높아 인슐린의 이용도가 떨어지고 인슐린 저항성이 증가되어 있는 것과 관련이 있을 것으로 추측하고 있다. 인슐린은 신장에서 염분의 재흡수를 촉진하고 교감신경의 흥분도를 증가시켜 결국 혈압을 상승시키도록 유도한다. 이외에도 인슐린은 혈관벽의 평활근 세포증식을 촉진하고, 세포막의 기능을 변화시켜 세포 내부에 칼슘 농도를 증가하게 하여 혈관 수축이 더 예민하게 일어나게 함으로써 고혈압을 발생시킨다. 아무튼 비만은 질병의 한 형태임이 분명하다.

미국 하버드 대학의 연구에 따르면, 매일 맥주나 포도주를 3잔 이상 마시는 여성은 그렇지 않은 여성보다 40% 이상 고혈압이 일어날 확률이 증가한다고 한다. 과음이 어떻게 혈압을 올리는가는 아직 정확히 밝혀지지 않았지만 알코올이 심장을 흥분시키고 혈관을 수축시키는 호르몬인 아드레날린의 분비를 촉진시키기 때문으로 추측한다.

그 외 피임약을 복용하면 대부분 6개월 이내에 혈압이 상승한다. 일반적으로 경증이나 중증 정도의 고혈압이 나타나다가 약을 끊으면 대부분 6개월 이내에 정상화된다. 피임약 복용자의 약 7%가 고혈압이 되므로 평소에 고혈압이 있다든지, 신장에 이상이 있다든지, 임신 중에 고혈압이 있었다든지, 비만증이 있는 사람들은 피임약 복용에 신중을 기하여야 한다.

♥♥ 혈압은 언제, 어떻게 측정해야 하는가

집에서 측정하는 혈압은 그 자체가 일상생활 속에서의 혈압을 어느 정도 반영해주므로 의료진에게는 매우 중요한 정보가 된다. 하루 중 다른 시간대에 2회(기상 후 및 취침 전) 반복 측정하고, 2일 연속으로 측정한 혈압의 평균치가 생활 혈압을 잘 반영하는 것으로 알려져 있다.

5분간 안정을 취한 후 혈압을 측정하되, 양팔 중 높은 쪽의 혈압을 측정하고 5분 후 한 번 더 측정해서 평균값을 기록한다. 이때 팔 위쪽이 완전히 드러나도록 옷을 걷어 올려야 하는데, 만약 꼭 끼는 옷을 입고 와서 옷을 위로 걷어 올렸을 때 팔이 조인다면 옷을 벗고 혈압을 재야 한다. 팔이 조이는 상태에서 혈압을 재면 혈압이 낮게 나온다.

가정에서의 평상시 혈압은 진료실에서 측정하는 혈압보다 환자의 예후를 예측하는 기능이 더 좋은 것으로 되어 있다. 따라서 가정 혈압이 135/85 mmHg 이상일 때는 고혈압으로 진단하고 치료하는 것이 좋으며, 특히 고령자에서는 고혈압 진단에 가정 혈압 측정이 더 중요하다.

이외에도 최근에는 24시간 동안 10~15분 간격으로 측정하는

24시간 활동 혈압 측정 역시 고혈압의 진단과 치료에 많이 이용되는데, 주간 혈압 135/85mmHg, 야간 혈압 120/75mmHg 및 24시간 평균 125/80mmHg 이상일 경우 고혈압으로 진단이 가능하다.

자동혈압계는 국제적으로 공인된 것을 사용하는 것이 좋으므로 담당 주치의에게 문의하는 것이 좋다. 손목혈압계는 정확성이 입증되지 않았기 때문에 팔의 위쪽을 감는 방식의 혈압계를 사용한다. 그리고 자동혈압계는 정기적으로 손으로 측정한 혈압과의 차이를 보정해 주도록 한다.

♥♥ 건강보험, 혈압약

얼마 전 건강검진차 필자를 찾아온 환자 중에 혈압이 높다는 진단이 나와 약물 치료와 운동 및 식이 개선으로 고혈압을 치유해 나갈 것을 권했었다. 하지만 그는 고혈압을 진단 받았단 사실보다 평생 약을 먹어야 한다는 생각에 '나쁜 생활 습관을 고치도록 노력할 테니 다음에 약을 처방하면 안되나요?'하고 거부감을 나타내면서 약먹는 것을 꺼려했다. 물론 약은 되도록이면 먹지 않을수록 좋다. 하지만 고혈압은 조기에 치유할수록 혈관벽에 미치는 영향이 적어 동맥경화증이나 심장질환 등이 생기는 것을 막을 수 있기 때문에 혈압약 또한 일종의 종신보험이나 자동차보험과 같다고 생각하면 된다.

혈압강하제의 효과는 혈압을 유효하게 하강시키고, 심근의 수축력을 높여 주며, 협심증의 경우는 심근 허혈을 줄여 주는 작용도 있어 결국 삶의 질 향상에 기여한다. 고혈압 치료제를 복용하는 주목적은 뇌졸중, 심부전, 관상동맥질환, 만성 신부전증, 망막증 등의 합병증을 예방하기 위한 것이다.

혈압약의 강압 목표는 환자가 잘 견딜 수 있고, 순환장애를 일으키지 않는다면 통상적으로 수축기 혈압 140mmHg 미만, 이완기 혈압 90mmHg 이하로 혈압을 유지하면 예후 개선의 가능성을 최대한 높일 수 있다. 다만, 당뇨병을 동반한 고혈압의 경우, 신장질환이 동반된 경우에도 140/90mmHg 미만으로 조절하는 것이 합병증 예방을 위해 중요하다.

60세 이상의 고령에서는 혈압의 상한을 150/90mmHg 이하로 유지하도록 권하면서, 동시에 확장기 혈압을 60mmHg 이상으로 조금 높게 설정하여 보다 신중한 혈압강압이 필요하다. 이는 고령자 고혈압을 대상으로 하는 대규모 임상 연구 결과 실제로도 과도한 혈압강하에 의해 뇌경색이 발생하거나, 어지럼증, 현기증 등을 자주 경험하는 경우가 많아 조금 높은 혈압 유지가 유리할 것으로 판단된다.

대부분 사람들이 혈압약을 한 번 복용하기 시작하면 평생 먹어야 하는데 약을 끊으면 혈압이 다시 올라가기 때문이다. 아쉽게도 현재까지 개발된 고혈압 치료제는 고혈압이란 병을 없애지는 못하고, 단지 혈압을 낮추기만 한다. 따라서 약효가 사라지면 혈압이 다시 상승할 수밖에 없다. 눈이 나쁜 사람이 안경을 쓰면 시야가 훨씬 잘 보이지만, 그렇다고 해서 한 번 나빠진 시력이 좋아지는 것이 아닌 것과 같은 이치다. 고혈압이 생긴 원인을 제거한다면 당연히 고혈압이 없어지고, 고혈압 치료제도 필요 없게 되지만, 이러한 경우는 그다지 흔치 않다.

많은 환자들이 평생 약을 먹어야 한다는 사실을 쉽게 받아들이려 하지 않지만, 노년에 중풍이나 협심증과 같은 무서운 심장질환을 예방할 수 있다면 하루에 한 번 정도 약을 먹는 것은 아주 작은 수고에 지나지 않는다.

♥♥ 고혈압을 물리치는 건강한 생활 습관

고혈압은 생활 습관병 중의 하나이다. 생활 습관의 개선에는 식사요법, 특히 저염식이, 운동요법, 체중 관리가 중요하다. 염분 섭취를 제한하고, 음주를 자제하며, 운동을 규칙적으로 하는 것이 혈압 조절에 효과적이다. 특히 비만인 사람은 혈압을 낮출 수 있도록 반드시 체중 조절을 해야 한다. 평상시 생활 습관만 잘 조절해도 복용하는 약제의 용량과 종류를 줄일 수 있다.

첫째, DASH의 건강 식사법을 지켜라. DASH는 Dietary Approaches to Stop Hypertension의 약자로 미국 심폐혈관연구소에서 혈압을 낮추기 위해 제시한 식사요법이다. DASH는 포화 지방과 콜레스테롤, 총 지방 섭취를 줄이고 과일과 채소, 무지방 섭취를 강조한 식사법이다. DASH가 강조하는 채소와 과일에는 칼륨이 많이 함유되어 있는데 칼륨은 혈압을 높이는 이유가 되는 소금을 몸 밖으로 배출하여 혈압을 낮추는 기능을 한다. 칼륨이 많은 대표적인 채소와 과일은 아욱, 부추, 시금치, 토마토, 키위 등이다. 점심에 식당을 찾는 대신 과일과 채소가 가득 든 도시락을 챙긴다면 고혈압을 낮추는 데 도움이 될 것이다.

둘째, 소금은 1일 6g 이하로만 섭취하자. DASH 건강법에는 소금을 줄이는 방법도 권하고 있다. 혈압을 낮추기 위해 가장 먼저 해야 하는 건 소금 섭취량을 줄이는 일이다. 하지만 우리는 하루 동안 소금을 얼마나 먹는지 인지하지 못하고 산다. 잠자는 시간 10분도 아쉬운데 언제 소금량을 측정해 정해진 양만큼만 먹고 있겠는가? 거기다 항상 바쁜 생활 때문에 직접 요리할 시간도 없어 사먹는 음식에 의존할 수밖에 없는데 사먹는 음식에 얼만큼의 소금이 들어가 있는지는 더더욱 알기 어렵다. 그렇더라도 소금은 적게, 싱겁게 먹도록 노력할 필요가 있다.

셋째, 과식하지 말고 정해진 양만큼 먹자. 비만은 모든 질병의 뿌리가 된다. 몸무게가 늘어나면 더 많은 산소와 영양공급을 필요로 하기 때문에 혈관의 압력이 증가할 수 있다. 식사량을 한꺼번에 줄이려 노력하다가는 오히려 스트레스를 받아 폭식을 할 수 있으니 조금씩 양을 줄이되 항상 정해진 양을 소식하는 습관이 필요하다. 또한 식사법 못지않게 중요한 것은 운동이다. 규칙적인 운동은 심장뿐만 아니라 다른 모든 질병을 예방하고 극복하는데 효과적이다. 주 5일 이상, 하루 30~50분의 운동이 건강한 30년을 좌우한다.

| 비약물적 생활개선요법에 따른 혈압 강하 효과 |

개선법	권고사항	혈압의 감소효과
체중 감소	정상 체중 유지	5~10mmHg/10kg 감소
건강 식사법	포화 지방산 제한, 야채, 채소, 저지방 유제품 섭취	8~14mmHg
소금 제한	하루 소금 섭취량을 6g 이하로 줄인다	2~8mmHg
운동량 증가	하루 30분 이상 매일 속보, 유산소 운동	4~9mmHg
음주 제한	하루 30 mg 이하 알코올 섭취 여자, 마른 남자는 15mg 이하로 섭취	2~4mmHg

♥♥ 악성 고혈압을 위한 새로운 치료 시술, 신동맥 교감신경 절제술

고혈압 환자 중 혈압 조절을 위해서 항고혈압 약제를 충분히 투여함에도 불구하고, 혈압이 목표치에 도달하지 못한 경우를 불응성 혹은 저항성 고혈압이라고 한다. 특히 3가지 이상의 항고혈압 약제를 투여함에도 수축기 혈압이 160mmHg(당뇨 환자는 150mmHg) 이상이면서 혈압이 잘 조절되지 않는 경우가 해당되는데, 이런 환자는 고혈압 합병증의 위험성이 급격하게 증가된다. 이런 경우에는 반드시 이차성 고혈압 유무, 약제 복용의 부족, 혈압 측정의 문제점 등을 감별하고 그럼에도 혈압이 지속적으로 관리가 잘 되지 않을 경우, 최근에 신(콩팥) 동맥의 교감신경을 절단하는 신동맥 전극도자 절제술이 개발되어 현재 활발하게 연구가 진행 중으로 시술 후 혈압이 의미 있게 감소하여 상당한 기대감을 갖게 하고 있다.

인체의 혈압은 여러 장기 중에서 특히 신장(콩팥)에서 조절되며 신장 내 교감신경이 중요한 역할을 한다. 시술은 마취 하에 사타구니 대퇴동맥을 천자하여 도관을 이용한 전극도자를 신동맥에 삽입한다. 전극도자를 통한 전기적 소작술이 양쪽 신동맥에 시행되며 시술 시간은 통상 30~60분이 소요된다. 시술 전 신동맥의 협착이나 신기능의 수준을 평가하여 적합한 환자를 선택하는 것이 필수적이다.

시술 후 혈압 감소는 즉시 일어나지 않고 수주일에서 수개월이 소요된다. 항고혈압 효과는 1년 뒤 평균 27~30mmHg 정도 감소하여 매우 효과적인 것으로 밝혀졌다. 시술 후 혈압강하에 시간이 걸리는 이유는 명확하진 않지만, 교감신경, 말초 저항, 레닌, 수분 및 염분 조절에 몸이 적응하는데 시간이 걸리기 때문인 것으로 알려져 있다. 아직 장기간의 효과에 대한 연구가 진행 중이나 상당한 기대를 갖기에는 충분한 것으로 생각된다.

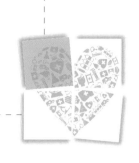

세종대왕의 당뇨

♥♥ 워커홀릭 세종대왕의 당뇨

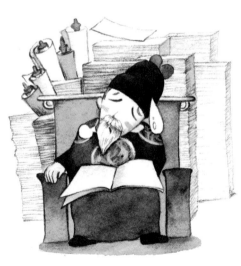

한글 창제를 둘러싼 경복궁 집현전 학사 연쇄살인사건을 다루었던 드라마 〈뿌리 깊은 나무〉를 보면 세종대왕은 우리가 상상하는 것처럼 온화하고 어진 인물만은 아니었던 것 같다.

조선 역사상 가장 위대한 왕으로 손꼽히는 세종대왕. 역사적으로는 위대한 인물이지만 의사의 입장에서 봤을 때는 참으로 골치 아픈 환자가 아닐 수 없다. 세종은 어려서부터 고기 먹는 것을 좋아해 끼니마다 고기가 올라오지 않으면 수저를 들지 않았고 식성이 좋아 하루 4끼의 식사를 했다.

오죽 고기를 좋아했으면 아버지 태종이 자기가 죽은 뒤, 삼년상을 치르는 예에 따라 상중에 고기를 먹지 못하면 행여 몸이 약해질까봐 자신의 상중이라도 세종은 고기를 먹도록 허락하는 웃지 못할 유언을 남겼을까. 하루 4끼 식사에 육체적인 운동을 필요로 하지 않았던 궁중 생활을 상상해 보면 세종의 비대한 몸이 건강했을 리가 없다.

세종은 30세를 전후로 해서 소갈증에 시달려 허리띠가 흘러내릴 정도로 체중이 급격히 감소하고 안질을 앓아 눈이 급격히 나빠졌다고 한다. 세종을 평생 괴롭히던 이 병은 오늘날 현대 의학에서 일컫는 당뇨와 증상이 아주 비슷하다. 이러한 증상은 동의보감에 실린 허준의 당뇨 시에서도 잘 나타나 있다.

물만 쉴 새 없이 찾고 오줌 또한 멎지 않네/그 원인 찾아보니 한 두 가지 아니로세/술을 즐겨 마시고 고기 굽고 볶았으며/술 취한 뒤 방사하고 노력 또한 지나쳤네/물 마시고 밥 먹는 것 날을 따라 늘어나나/살은 점점 빠져가고 정액과 골수 마른다네/꿀과 같은 단 오줌은 기름과 같이 미끄럽고……

당뇨병은 인슐린의 분비량이 부족하거나 정상적인 기능이 이루어지지 않는 등의 대사질환의 일종으로 갈증으로 물을 많이 마시거나 아무런 이유 없이 음식을 많이 먹는데도 살이 빠지면 당뇨를 의심해 봐야 한다. 당뇨병의 진단은 만성적인 고혈당을 확인하고 더불어 환자의 증상, 임상 소견, 가족력, 체중 변화 등의 여러 가지 요소를 종합해서 판단한다.

당뇨병의 진단은 환자의 공복 시(8시간 이상) 혈당이 126mg/dl 이상이거나, 당화혈색소(HbA1C)가 6.5% 이상이거나, 75g당 부하 검사 시 2시간 후 혈당이 200mg/dl인 경우를 일컫는다. 각각 다른 날에 실시한 검사에서 위에 열거한 고혈당이 2회 이상 발견되면 만성적으로 고혈당이 있다고 판단하여 당뇨병을 진단할 수 있다. 그리고 무작위 혈당이 200mg/dL 이상이면서 고혈당 증상이 있는 경우, 갈증이 생기고 물을 많이 마시며, 소변도 많이 보고, 이유 없이 체중이 감소하는 전형적인 증상이 나타나거나, 당뇨병성 망막 질환이 있는 경우도 당뇨병으로 진단이 가능하다. 특히 나이가 든 고령자의 경우는 공복 혈당치는 비교적 낮고, 식후 혈당치가 높은 경우가 많아 당뇨가 의심되면 당부하시험을 시행하는 것이 바람직하다.

무증상인 경우, 당뇨병 진단을 위한 검사가 필요한 대상군으로는 과체중 또는 비만이며(신체질량지수 $\geq$ 25 kg/m²), 당뇨병 위험인자를 하나 이상 가지는 성인으로, 제2형 당뇨병을 발견하기 위해서나 향후 당뇨병 발병을 예측하기 위해 HbA1C 또는 공복혈장혈당 또는 경구당부하 검사 2시간 후 혈장 혈당 검사를 시행해야 한다. 당뇨병 위험인자가 없을 경우는 45세부터 진단 검사를 실시한다. 만약 검사결과가 정상일 경우, 최소 3년 간격으로 재검사를 실시한다. 당뇨병 발병 위험이 높은 사람은 심혈관 위험인자 동반 유무를 조사하고 발견된 위험인자에 대한 치료를 한다.

♥♥ 당뇨병 치료, 건강한 습관이 제일 중요하다

최근 대한당뇨병학회 조사 결과에 의하면 30세 이상 성인의 약 10.1%가 당뇨병, 19.9%가 당뇨병 전 단계 환자로 1970년대 0.5~1%에 불과했던 당뇨병 환자가 증가한 데에는 변화된 생활 습관이 한 몫을 한다.

당뇨병의 치료 목표는 양호한 혈당을 유지하고, 체중, 혈청 지질 및 혈압을 조절 유지하고 가능한 한 건강한 사람과 같이 일상 생활을 즐길 수 있는 여건을 만들어 관리해 주는 것이다. 동시에 당뇨병으로 인한 만성 합병증의 발생을 예방하여 그 진행을 저지 하는 것이 중요하다.

당뇨병은 식사요법, 운동요법 및 약물요법으로 치료한다. 당뇨 병 치료제로는 경구 혈당강하제와 인슐린이 있다. 어느 것을 시작 해도 약물을 투여할 때에는 소량으로 시작하여 서서히 늘리는 것 이 안전하다. 당뇨병 환자의 식사요법은 총 섭취량을 줄이는 것이 좋다. 정상 체중에 이상적인 체중 1kg당 25~30kcal를 권장한다. 하지만 대부분의 환자들은 운동량이 충분하지 못하기 때문에 보 통 30kcal 이상을 필요로 하는 경우는 드물다. 탄수화물, 단백질,

지방의 비율은 60 : 15~20 : 20~25로 한다. 대부분의 환자에게서 비타민이나 미네랄을 따로 보충할 필요는 없다.

　단번에 이상적인 식사를 목표로 하는 것보다는 혈당치, 체중, 혈당 지질, 혈압 조절 추이 등을 종합적으로 평가하여 식사요법 프로그램을 장기적으로 개인에 맞게 변경해 나가는 것이 중요하다.

　당뇨병을 다스리는 결정적인 열쇠는 좋은 생활 습관에 있다. 구체적인 실천사항으로 당뇨병을 관리하는 지혜를 알아보자.

　우선 정해진 양만 먹는다. 당뇨병에 걸린 사람 중에는 대식가가 많다. 한 숟가락만 더, 남은 밥을 싹 비우다 보면 혈당은 높아지고 비만을 불러 일으키게 된다. 내가 먹던 양에서 조금만 줄여 정해진 양만큼만 먹는 습관을 들인다면 과식을 예방할 수 있을 것이다.

　허리둘레를 항상 체크해 두자. 당뇨의 주원인이 복부 비만에 있는 만큼 당뇨병 환자들에게 허리둘레는 민감한 사항이 아닐 수 없다. 귀찮더라도 규칙적으로 자신의 허리둘레를 측정하는 습관을 들여 몸에 긴장을 주도록 한다.

　운동요법은 혈당 혈압 조절뿐만이 아니라, 삶의 질을 결정하는 아주 중요한 치료 부분이라고 생각한다. 두 정거장 전에 미리 내려 집까지 걸어가자. 지속적인 운동만큼 습관성질환 예방에 좋은 것은 없다. 더욱이 운동을 지속적으로 하게 되면 적게 생산되던 인슐린 양이 증가되고 생산된 인슐린의 효율이 높아져 당뇨병 발현 예방에도 효과적이다.

　해가 바뀔 때마다 거창한 계획을 세우지만 시간에 쫓기는 현대인들에게 규칙적인 운동은 말처럼 쉽지 않다. 퇴근길 두 정거장 전에 미리 내려 집까지 걸어간다면 비싼 헬스장보다 더 나은 운동 효과를 기대할 수 있을 것이다.

♥♥ 당뇨 환자는 심장병으로 사망한다

당뇨병 환자는 흔히 망막, 신장, 신경 등의 미세혈관에 나타나는 합병증으로 인해 고생하는 경우가 많은 것으로 알려져 있지만, 실제로는 동맥경화로 인한 큰 혈관의 합병증 때문에 더 많이 사망하게 된다. 이처럼 당뇨병 환자의 가장 흔한 사망원인은 심혈관질환으로 당뇨병이 없는 사람에 비해 남자의 경우에는 2~3배, 여자의 경우에는 3~5배 위험도가 높다.

당뇨병 환자들은 인슐린저항성, 고지혈증, 이상지혈증 그리고 복부 비만 등의 심혈관질환 발현에 나쁜 영향을 줄 수 있는 인자들을 동반하는 경우가 흔하다. 이런 경우에는 심혈관질환이 발병하면 병이 심각하고 진행이 빠른 편이어서 치명적인 합병증의 빈도가 높아 예후가 매우 나쁜 것으로 알려져 있다. 따라서 당뇨병 환자들은 혈당의 조절뿐만 아니라, 인슐린저항성과 밀접한 연관이 있는 고혈압, 이상지혈증, 비만, 과다응고, 당뇨병성 신증 등 동맥경화증을 촉진시키는 여러 가지 위험인자를 같이 조절해 주는 것이 매우 중요하다.

당뇨병 환자에게서 위험인자들에 대한 관리를 통해 심혈관질환의 위험을 감소시키는 것이 잘 증명되어 있지만 심혈관질환을 완벽히 예방할 수 있는 방법은 없다. 따라서 당뇨병 환자에서는 심혈관질환을 조기에 진단하는 것이 무엇보다 중요하다. 흉통이 있거나 심전도의 이상소견이 발견된 경우 심장 스트레스 검사의 유용성은 이미 잘 알려져 있다. 미국, 유럽 등 여러 국가마다 심장 검사가 필요한 당뇨 환자의 범위에 대한 해석을 달리 하고 있으나 공통적으로 흉통 등의 심장 증상이 있는 경우, 안정시 심전도의 이상 소견을 보이는 경우, 다수의 심혈관계 위험인자들을 갖는 환자의 경우 심장 검사를 해야 한다.

선별 검사로 적절한 검사 방법은 검사의 목적에 따라 달라진다. 증상이 없고 심혈관질환의 위험성이 높지 않은 환자는 운동부하검사가 적절하다. 전형적인 협심증의 증상이 있거나 심전도에서 심혈관질환을 시사하는 소견이 있다면 스트레스 심장스캔 검사나 스트레스 심장초음파 검사를 하는 것이 좋다.

최근 다중 채널 심장 CT 검사의 영상이 매우 발전되어 상세한 정보를 얻을 수 있게 됨으로써 선별 검사의 한 방법으로 사용 빈도가 늘고 있으며, 향후 더욱 널리 쓰일 수 있을 것으로 기대된다. 심장병 환자들은 자신의 건강을 너무 과신하거나 바쁘다는 핑계로 검사를 미루다가 병이 상당히 진행되고서야 찾아와서 매우 안타깝다. 나를 위해 잠깐의 시간을 할애하는 것이, 앞으로 남은 건강수명을 좌지우지할 수 있다는 것을 잊지 말자.

심장병의 일등공신 고지혈증

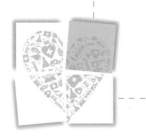

♥♥ 고지혈증

건강검진을 받으면 가장 흔하게 나오는 이상 소견 중 하나가 고지혈증이다. 하지만 고지혈증에 대해 정확히 아는 사람들은 많지 않다.

고지혈증은 글자 그대로 피 속에 기름(지방)이 비정상적으로 많아진 상태를 말한다. 콜레스테롤과 중성 지방의 수치가 비정상적으로 높아졌을 경우 고지혈증으로 진단한다. 콜레스테롤은 우리 몸에 없어서는 안 될 아주 중요한 성분 중 하나이지만 과다한 혈중 콜레스테롤은 동맥경화를 유발하는 원인으로 심근경색이나 협심증 등 심혈관질환이 생기게 하는 일등 공신이다. 물론 고밀도지단백 콜레스테롤(HDL-cholesterol)의 경우는 많을수록 동맥경화증의 발현을 억제하는 것으로 되어 있어서, 단순히 고지혈증이 병이라기보다는 이상지혈증이라고 정의하는 것이 더 적합한 표현이기는 하나 독자들의 이해를 쉽게 하기 위해 고지혈증으로 한다.

기름진 음식의 과다 섭취는 콜레스테롤을 높여 고지혈증에 걸리기 쉽게 한다. 30년 전과 비교했을 때 한국인의 총음식섭취량은 큰 변화가 없으나 지방섭취는 확연히 늘었다. 혈중 콜레스테롤 농도는 20세를 전후하여 증가하기 시작한다. 고지혈증이 주로 남성에게 더 많다고 생각하는데, 여성은 폐경 이후에 콜레스테롤 농도가 급격하게 증가하므로 더 주의를 기울여야 한다. 또한 고혈압이나 당뇨 등 다른 위험인자를 가지고 있는 환자들의 경우 심근경색의 빈도가 더 커지므로 1~2년에 한 번씩은 콜레스테롤 검사를 해보는 것이 좋다.

고지혈증은 '침묵의 병'이라 불릴 만큼 별다른 증상이 없다. 하지만 고지혈증이 어느 정도 진행된 상태에서는 몇 가지 증상이 나타난다. 눈꺼풀 가장 자리에 피부가 노랗게 튀어 나오거나 각막 가장자리에 흰테가 나타나는 경우 고지혈증을 의심해야 한다. 또한 손바닥에 노랗게 줄무늬가 생기는 것이나 손등이나 무릎에 노란 두드러기 증상이 나타날 때도 병원을 찾아가 정확한 진단을 받아봐야 한다.

♥♥ 고지혈증의 진단

일반적으로 고지혈증은 총콜레스테롤 수치가 240mg/dL 이상, 중성 지방 수치가 200mg/dL 이상인 경우를 말한다. 권장되는 혈중 지질의 적정 수준은 총콜레스테롤 200mg/dL 미만, 중성 지방 150mg/dL 미만, 저밀도지단백 콜레스테롤(LDL 콜레스테롤)은 130mg/dL 미만, 고밀도지단백 콜레스테롤(HDL 콜레스테롤)은 40mg/dL 이상으로 유지하는 것이 바람직하다.

♥♥ 고지혈증의 원인은 지방

혈중 콜레스테롤 농도가 높아지면 동맥경화가 발생할 위험이 높아진다. 혈중 총콜레스테롤 수치가 1% 상승하면 심혈관질환에 의한 사망률이 2~3% 상승한다는 역학 연구결과가 있다. 높은 콜레스테롤이 허혈성 심질환의 빈도를 높여 수명에 나쁜 영향을 미친다는 것은 부정할 수 없는 사실이다.

일반적으로 콜레스테롤의 좋지 않은 점만을 강조하다보니 병원을 찾아오는 많은 환자들이 콜레스테롤은 무조건 나쁘다고 오해하고 있는 경우를 종종 보게 된다. 하지만 콜레스테롤은 무조건 몸에 나쁘다는 것은 잘못된 생각이다. 콜레스테롤은 몸에 없어서는 안 될 중요한 성분 중 하나로 몸이 생명을 유지하는 모든 세포막을 구성하고 여러 가지 호르몬을 합성하는 역할을 한다.

대체로 콜레스테롤은 무조건 나쁘다는 잘못된 상식을 갖고 있는 이유 중 하나는 콜레스테롤의 종류가 하나라는 생각 때문이다. 콜레스테롤의 종류에는 동맥혈관에 나쁜 지방들을 쌓아 놓는 나쁜 놈 저밀도지단백 콜레스테롤(LDL-cholesterol)과 이를 부지런히 청소하는 좋은 놈 고밀도지단백 콜레스테롤(HDL-cholesterol) 두 가지가 있다. 용어가 길기 때문에 이후로는 HDL과 LDL로 표기하도록 한다.

그렇다면 HDL은 왜 좋은 콜레스테롤일까? 사람의 혈청 안에는 5가지 지방질 즉 콜레스테롤, 콜레스테롤 에스터, 중성 지방, 인지질 및 지방산이 있다. 지방질은 물에 녹지 않기 때문에 단백질로 둘러싸인 채로 혈중에 퍼져서 우리 몸속을 돌아다니는데 이런 지방과 단백질의 결합체를 지단백이라고 부른다. 이 지단백 중에서 HDL은 조직이나 동맥혈관벽의 과잉 콜레스테롤을 간으로 운반하여 혈중에서 제거하는 역할을 한다. 쉽게 말하면 혈관벽에 쌓인 찌꺼기들을 청소해 주는 청소부인 셈이다. 그렇기 때문에 HDL은 오히려 수치가 낮으면 관상동맥질환에 걸릴 위험이 높게 된다. 고지혈증을 이상지혈증이라고 정의하는 이유도 HDL 때문이다.

HDL이 열심히 혈관을 청소해 두면 콜레스테롤을 다시 옮겨오는 나쁜 콜레스테롤이 있다. 이 콜레스테롤이 저밀도지단백 콜레스테롤인 LDL이다. LDL은 전신의 혈관에 콜레스테롤을 운반하여 혈관의 동맥경화증에 관여한다. 최근에는 총콜레스테롤보다 오히려 LDL의 수치가 더욱 중요하게 간주되고 있다.

또 고지혈증에 영향을 미치는 생소한 놈이 하나 더 있다. 최근에야 그 위험성이 강조되고 있는 중성 지방이다. 아무래도 콜레스테롤의 위험성만 익숙하게 들어온 독자들로서는 중성 지방이 생소하게 느껴질 수도 있을 것이다. 중성 지방은 콜레스테롤과 마찬가지로 혈액 속에 있는 지방의 일종이다. 우리가 음식을 먹은 칼로리 중 지금 당장 필요치 않은 칼로리는 중성 지방 형태로 주로 피하 지방에 축적되어 열량을 한번에 많이 필요할 때나 전체 열량이 부족할 때 쓰인다. 쉽게 말해 중성 지방은 은행에 꾸준히 저축해 둔 적금과 같은 것이다. 물론 적금은 쌓이면 쌓일수록 밝은 미래를 열어주지만 중성 지방은 쌓이면 쌓일수록 어두운 미래와 함께 돌연사의 위험을 가져올 뿐이다.

중성 지방과 콜레스테롤은 비슷하지만 다르다. 중성 지방은 에너지 생산에 원료가 되고 콜레스테롤은 세포의 외벽 보호와 호르몬 생산에 관여한다. 하지만 두 지방이 동맥경화를 유발하는데 그 원인 역할은 비슷하다. 중성 지방과 콜레스테롤이 높은 원인은 과식, 과음, 운동부족 때문이다.

♥♥ 선생님, 전 고기를 잘 먹지 않아요

'선생님, 전 정말 고기를 잘 먹지 않아요' 그는 억울함을 호소했다. 진료를 하다 보면 가끔 고기를 좋아하지 않는 환자들에게서도 높은 콜레스테롤이 진단되는 경우가 있다. 고지혈증 환자 중 한 번은 이십 년간 한 번도 고기를 먹지 않았다며 황당해하는 환자가 찾아온 적이 있다. 그 환자는 암자에서 수행을 하시는 스님이었다. 그때 환자와 눈이 마주치며 서로 어찌할 줄 몰라했던 당혹감이란!

이 환자의 경우처럼 꼭 육류를 많이 먹어야만 콜레스테롤 수치가 높은 것은 아니다. 우리 체내에 있는 콜레스테롤의 약 75~80%는 간에서 생산되고 나머지는 장에서 흡수된다. 이런 이유로 콜레스테롤을 거의 먹지 않아도 혈중 콜레스테롤 수치가 높을 수가 있다. 간에는 혈중 콜레스테롤을 흡수하는 수용체가 있는데 이 수용체는 유전적으로 결정된다. 수용체를 많이 가진 사람은 콜레스테롤을 많이 섭취해도 혈중 콜레스테롤이 증가하지 않지만 수용체가 적은 사람은 조금만 섭취해도 혈중 콜레스테롤이 증가한다.

♥♥ 고지혈증 치료의 일반적 개념

고지혈증의 치료는 관상동맥질환이 없는 사람에게서 처음부터 관상동맥질환을 예방하기 위한 일차 예방법과 이미 관상동맥질환을 가지고 있는 환자에게서 관상동맥질환으로 인한 각종 합병증의 발생을 방지하기 위한 이차적인 예방 치료의 2가지 측면으로 나누어 생각할 수 있다. 고지혈증이란 앞에서도 언급했던 것처럼 대사성질환이다. 따라서 당뇨병처럼 일생을 두고 치료를 요하는 질환이다. 그러나 고지혈증이란 병은 그 자체가 갖고 있는 증상이 없다. 동맥경화증에 기인한 관상동맥질환이나 뇌혈관질환이 발병해야만 그로 인한 증상으로 고지혈증을 뒤늦게 발견하는 수가 종종 있다. 이처럼 증상이 없으므로 가능하다면 모든 사람이 정기적으로 혈청 지방질(콜레스테롤 및 중성 지방), 가능하다면 고밀도지단백 콜레스테롤(HDL 콜레스테롤)을 검사해 보는 것이 좋으며, 특히 동맥경화증으로 인한 관상동맥질환의 가족력이 있거나 위험인자가 많은 경우에는 반드시 검사를 하는 것이 좋다.

++ 고지혈증 치료의 1차 예방 효과

1차 예방 치료에 관한 연구는 심근경색증, 협심증, 중풍 등의 동맥경화증으로 인한 혈관질환의 증거가 없는 환자들을 대상으로 고콜레스테롤혈증을 치료하였을 때 심장사와 심근경색증의 빈도를 줄일 수 있을 것인가에 관한 연구이다. 최근 대규모 임상연구에서 밝혀진 바로는 혈중 총콜레스테롤이 250mg/dL 이상인 45∼65세의 남자를 대상으로 5년 동안 고콜레스테롤에 대한 약물 치료를 해온 결과 약물 치료를 받아온 환자군에서 심장사와 심근경색증의 빈도를 치료하지 않은 환자군에서보다 31%까지 낮출 수 있었다. 그 후에 또 다른 대규모 임상연구에서는 치료 범위를 혈중 총콜레스테롤치를 184~264mg/dL까지로 확대해서, 남자 45~73세, 여자 55~73세 환자군을 대상으로 5년간 장기 약물 치료를 해온 결과 역시 심장사 및 심근경색증, 협심증의 발병률을 37%까지 낮출 수 있었다.

따라서 남자 45세, 여자 55세 이상에서 혈중 콜레스테롤이 비정상적으로 높은 경우는 적극적인 치료를 받는 것이 장기적인 예방 치료 효과를 얻을 수 있다고 볼 수 있다. 물론 아무 증상 없이 평생 동안 약을 먹는다는 것이 쉬운 일은 아니지만, 콜레스테롤이 다량 함유된 여러 가지 보신 음식을 선호하거나 보약을 먹는 것보다는 오래 사는데 훨씬 도움이 된다는 점을 강조하고 싶다.

++ 고지혈증 치료의 2차 예방 효과

2차 예방 치료는 이미 동맥경화증에 의한 혈관질환을 앓고 있는 환자의 경우 혈중 콜레스테롤 수치를 적극적으로 낮춤으로써 이차적으로 발생할 수 있는 여러 가지 합병증을 줄이자는데 목적이 있다. 심근경색증이나 협심증이 있는 환자에서 콜레스테롤 치료 효과는 이미 여러 임상 연구에서 증명되었다. 총콜레스테롤 수치의 경우 200mg/dL 이하로, LDL 콜레스테롤의 경우는 100mg/dL 이하로 낮게 조절하는 것이 사망, 심근경색증, 뇌경색의 재발을 줄일 수 있다고 하였다. 최근에는 심장질환이 있거나 심혈관질환의 위험성이 매우 높은 사람에게는 LDL 콜레스테롤을 70mg/dL

이하로 낮추라고 권하고 있어 더욱더 강력한 조절을 요구하고 있다. 실제로 혈중 콜레스테롤이 낮다고 해서 우리 몸에 해롭다는 증거는 현재까지는 없다. 따라서 기존의 동맥경화성 혈관질환이 있는 환자의 경우는 콜레스테롤 치료가 가장 중요한 치료 중에 하나라는 것을 명심하여야 한다.

++ 고지혈증의 약물 치료

혈중 콜레스테롤의 대부분은 우리 몸에서 만들어지며, 20% 정도만 음식물 섭취에 의해서 얻을 수 있기 때문에 식이요법에 한계가 있다고 볼 수 있다. 따라서 기존에 심근경색증이나 협심증의 기존 질환이 있거나 발병 위험이 높은 환자의 경우는 주저 없이 약물 치료를 받아야 한다. 반면, 1차 예방을 위한 대부분의 고지혈증 환자는 우선 비약물요법을 3~6개월간 시행을 하는 것이 원칙이다. 이 기간의 비약물요법에도 혈청 지질 수치가 정상화되지 않는다면 약물요법을 사용하게 된다.

일반적으로 혈중 콜레스테롤을 낮추기 위해서 사용하는 약제로는 부작용이 적고 효과가 뛰어난 스타틴(HMG-CoA reductase)이라는 효소 억제제를 가장 많이 사용하고 있다. 시중에 판매되고 있는 대부분의 약제가 이에 속한다고 볼 수 있다. 고지혈증에 대한 약물 치료 시 치료에 대한 반응은 6~8주 후에 평가해야 하며, 3개월 정도 단일 약제 치료에 반응이 없으면 복합적인 약물 치료를 고려해야 한다. 치료 중에 약간의 간 효소치가 증가하는 경우가 있을 수 있으나 임상적으로는 큰 의미가 없는 것으로 되어 있으며, 정기적으로 혈중 콜레스테롤 수치와 간 효소 수치를 체크하면서 약물을 복용하는 것이 좋다. 최근에는 강력한 지질 저하제들이 개발되어 대부분의 고지혈증 환자의 혈중지질 수치를 정상화시킬 수 있게 되었으므로 약물요법을 필요로 하는 경우에는 꾸준하고 적극적인 치료를 함으로써 가장 무서운 생활 습관병인 관상동맥질환이나 뇌혈관질환을 예방하는 것이 중요하다.

고지혈증 환자에서 약물 치료, 특히 스타틴의 효과는 이미 표준 치료 중의 하나로 입증되어 임상에서 많이 사용되어지고 있다. 다만, 치료의 목표나 약제의 용량 및 대상 환자 선정에서는 논란이 있으므로 명백하게 결론내리기는 어렵다. 가장 최근에 발표된 안에 따르면, 고지혈증이 있는 환자에게 효과 대비 위험성을 따져서 효과가 더 높다고 판단될 경우, 즉시 스타틴 처방을 권하고 있다. 특히 심뇌혈관계질환이 이미 진단된 경우, 저밀도지단백질(LDL 콜레스테롤)이 190mg/dL 이상일 경우 40~75세 사이의 당뇨 환자(LDL 콜레스테롤이 70에서 189mg/dL 사이), 10년 내 심뇌혈관질환 발생 위험율이 7.5% 이상의 고위험 환자의 경우에는 아주 강력한 용량의 스타틴 사용을 해야 한다. 나머지 환자의 경우에는 임상적 효과가 입증된 것이 부족하므로 현재로선 효과 대비 위험에 근거하여 환자와 의료진이 결정하도록 한다.

다만, 위의 네 경우를 제외하고도 LDL 콜레스테롤이 160mg/dL

이상이거나 유전적인 고지혈증, 심뇌혈관질환의 가족력(남자 55세 미만, 여자 65세 미만), 염증 수치가 높거나, 관상동맥 석회화 수치가 높거나, 상완발목지수가 0.9 미만이거나 생활 습관이 위험하다고 판단될 경우, 약물 사용에 대한 적극적인 고려를 위한 접근이 필요하다고 볼 수 있다.

++ 고지혈증의 식이요법

고지혈증은 일단 진단되면 평생을 두고 치료를 해야 하는 질병이다. 따라서 비약물요법이 매우 중요한 위치를 차지하게 된다. 비약물요법으로는 식이요법, 운동요법 및 2차적인 원인의 제거를 들 수 있다.

식이요법으로는 하루 콜레스테롤 섭취를 300mg 이하로 줄이며, 중성 지방이 증가되어 있는 경우에는 동물성 지방 섭취의 감소 및 하루 섭취 칼로리를 제한하는 식이요법이 권장되고 있다. 이 식이요법은 처음에는 영양사나 전문가의 도움을 받는 것이 필요하다. 실질적으로 상당수에서 식이요법으로 조절이 가능하다. 운동요법으로는 일주일에 3회 이상, 한번에 30분 이상씩 조깅 정도의 운동이 권장되고 있으며, 이는 특히 중성 지방의 감소와 HDL의 증가에 도움이 된다.

이외에 2차적인 원인의 제거로 당뇨병을 갖고 있는 경우에는 혈당의 적당한 조절이 필요하며, 지나친 음주를 삼가고 소량의 음주(하루에 소주 2잔 정도)로 만족해야 한다. 우선 식사요법을 약 3개월간 실시한 후에 효과가 없을 때는 약물 치료를 고려한다. 식사요법의 기본 원칙은 다음과 같다.

① 우선 정상 체중을 유지한다. 에너지 섭취량은 정상 체중을 유지하기에 적당한 정도로 조절하고, 과체중인 경우에는 평소보다 식사량을 줄이도록 한다.

② 포화 지방산의 섭취를 줄인다. 육류의 기름기, 닭껍질, 버터, 소세지, 베이컨, 치즈, 크림 등은 포화 지방산이 많기 때문에 참기름, 들기름, 콩기름, 낙화생유, 카놀라유 등을 사용한다. 그리고 팜유나 코코넛 기름, 쇼트닝, 캐슈넛 등은 피하도록 한다.

③ 지방 섭취량을 줄인다. 지방은 총열량의 20% 미만으로 줄이도록 하며 그러기 위해서는 콩기름, 참기름, 들기름 등을 사용하되 하루에 3~4찻술(15~20ml) 정도로 제한한다. 콜레스테롤 섭취량은 하루 300mg 미만으로 줄인다. 특히 달걀, 메추리알, 생선알, 육류나 생선의 내장, 오징어, 새우, 장어 등 콜레스테롤 함량이 매우 높은 식품은 1주일에 2~3회로 제한한다.

④ 섬유소가 풍부한 식사를 한다. 신선한 채소나 과일, 잡곡, 현미, 콩류, 해조류 등을 충분히 섭취하도록 한다. 지나치게 짠 음식을 피한다. 과다한 염분 섭취는 고혈압의 원인이 될 수 있으므로 염장 식품, 장아찌, 젓갈류, 자반 고등어, 포테이토칩, 인스턴트 식품(라면, 스프) 등을 피하며 소금, 간장, 된장 등은 평소 사용량의 절

반 정도만 쓰도록 한다. 사탕, 꿀, 엿, 케이크, 과자, 아이스크림, 콜라, 사이다 등의 단당류 섭취는 되도록 줄이는 것이 바람직하다.

⑤ 혈중 콜레스테롤을 낮추는 음식들을 살펴 보면 첫째, 양파는 피 속에 지질을 낮추고 심근경색과 동맥경화를 예방하기 때문에 고지혈증은 물론 고혈압에도 좋은 음식이다. 둘째, 버섯은 콜레스테롤의 흡착을 방해해 혈관에 중성 지방이 쌓이는 것을 예방한다. 셋째, 가지는 모세혈관을 튼튼하게 해주고 콜레스테롤 수치가 높아지는 것을 막아주기 때문에 고지혈증에 좋은 음식이다.

++ 고중성지방혈증 및 저HDL 콜레스테롤혈증도 치료해야 하는가?

고중성지방혈증을 갖고 있는 환자에서 동맥경화증에 의한 혈관 질환의 위험도가 증가할 것인가에 관해서는 상반되는 보고가 있었으나, 최근에는 고중성지방혈증 단독으로도 독립적인 위험인자로 인정되고 있다. 대체적으로 혈중의 중성 지방이 500mg/dL 이상인 경우에는 조절해 주는 것이 바람직하다고 볼 수 있다.

HDL 콜레스테롤은 농도가 40mg/dL 이하로 낮아졌을 때 협심증, 심근경색증 등의 관상동맥질환 발병 위험도가 증가하는 것으로 알려져 있다. 따라서 고콜레스테롤혈증의 조절과 더불어 HDL 콜레스테롤의 혈중 농도를 높이기 위한 노력이 병행되어야 한다. HDL 콜레스테롤은 약물 치료로 조절하는 것이 어려울 뿐 아니라,

인위적으로 올리기 위한 약물 치료에 의한 임상 연구에서 모두 효과를 보지 못했다. 따라서 운동과 금연, 건강한 생활 습관 방식을 통한 관리가 중요하다. 알코올이 HDL 콜레스테롤 농도를 증가시키기는 하지만 이러한 목적으로 권하지는 않는다. 적은 양의 술을 즐기는 사람을 굳이 말리지 않는 정도라고 이해하면 된다.

죽음에 이르는 병, 흡연

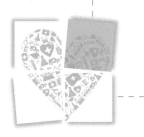

♥♥ 엘리엇과 일리나의 러브스토리

사랑을 잃은 상실감으로 하루에도 몇 갑씩 담배를 피우던 외과의사인 엘리엇은 60살의 나이로 폐암 말기를 선고 받는다. 죽을 날을 남겨 두고 그는 30년 전 죽은 사랑하는 연인 일리나를 생각한다. '죽기 전에 사랑하는 일리나를 단 한번만 더 볼 수 있다면……' 그런 그에게 소원을 이룰 기회가 찾아온다.

엘리엇은 구호활동을 열심히 다니며 언청이로 태어난 아이를 수술해 주었다. 마을의 촌장은 아이를 구해준 보답으로 그에게 소

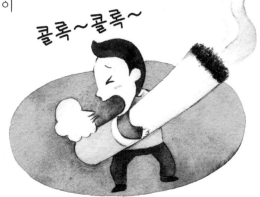

콜록~콜록~

원이 무엇이냐고 묻는다. 그는 죽기 전에 제대로 사랑하지 못하고 먼저 떠난 보낸 일리나를 한번만 보고 싶다고 말한다. 촌장은 그에게 짧은 시간 동안 원하는 시간으로 돌아갈 수 있는 알약 열 개를 건넨다. 그는 30년 전으로 돌아가 사랑하던 연인 일리나를 만났고, 9개의 알약을 쓰며 그녀를 살려내는데 성공한다. 일리나는 살렸지만 그는 현재로 다시 돌아와 예정대로 쓸쓸한 죽음을 맞게 된다. 하지만 그의 인생은 거기가 끝이 아니었다. 엘리엇의 장례식에 오래 전에 헤어진 친구 매트가 찾아온다. 엘리엇이 남긴 유언장을 읽은 매트는 마지막 알약이 하나 남아 있다는 사실을 알게 되고, 그 약을 먹은 매트가 과거로 돌아가 엘리엇을 살리는데 성공한다. 매트의 노력 덕분에 살아난 엘리엇은 그토록 사랑했던 일리나와 행복한 결말을 맞는다. 우리나라에서도 수많은 팬층을 확보한 프랑스 작가 기욤 뮈소의 소설 《당신 거기 있어줄래요》 내용이다.

매트는 과거로 돌아가 단 한마디의 말로 그를 살렸다. "담배를 끊어라!" 자신이 평소 습관처럼 피우던 담배 때문에 훗날 폐암에 걸려 죽게 된다는 사실을 알게 된 어린 엘리엇은 그때부터 담배를 끊었고 사랑하는 연인 일리나를 다시 만날 수 있었다. 조금 과장된 얘기긴 하지만 결국 엘리엇과 일리나를 다시 엮어준 건 엘리엇의 금연이었다.

♥♥ 흡연의 역사

  음주 습관은 인간의 문명이 시작함과 동시에 시작되었으나, 담배의 역사는 콜럼버스가 아메리카 대륙 원주민의 흡연 문화를 스페인으로 가져간 것으로 되어 있다. 1500년대 중반에 유럽 전역에 흡연이 전해졌기 때문에 세계적으로도 흡연 문화는 500여 년이 채 되지 않는다. 18세기에 코 담배와 시가, 20세기 들어 현재의 권련이 일반화되면서 1차 세계 대전 이후 폭발적으로 소비가 증가하여 현재는 인류의 1/3 정도가 흡연을 하는 것으로 되어 있다. 우리나라는 조선시대 광해군 10년에 일본에서 전래되어진 것으로 알려져 있다. 담배에 대한 건강 위해성에 관해서는 1950년 무렵부터 영국의사들에 의해 보고되기 시작하였고, 일본에서는 1600년 당시 금연령이 내려진 적이 있었으나, 21세기에 들어서 세계적으로 금연 운동이 확산되고 있다.

  우리나라 성인 남자의 흡연율은 1980년 79.3%에서 2004년 57.9%로 감소하였으며, 2011년 현재 흡연율은 성인(만 19세 이상, 표준화)의 경우 남자 47.3%로 감소하였지만, 최근 3년 동안의 결과를 보면 47% 수준으로 큰 변화없이 유지하고 있다. 여자의 경우에는 6.8%로 연도별 큰 차이는 없었다. 연령별로는 남자 30대가 63.7%로 가장 높았으며, 남자 평균 46.8%보다 16.9%나 높았다.

♥♥ 흡연은 중독이다

흡연에 의해 흡입되는 유해 물질 중에 하나인 니코틴은 구강점막, 기도 및 피부를 통해서 빠르게 흡수되며 교감 및 부교감 신경계와 중추 신경계에 작용하여 긴장을 풀어 주고 안정 효과를 갖게 한다. 이러한 효과 때문에 흡연은 정신적, 육체적인 중독을 만들게 된다. 그래서 미국에서는 흡연을 마약 중독과 같은 중독으로 분류하며, 불안해지면 담배를 찾게 되는 이유도 이 때문이다. 우리 몸과 마음이 한꺼번에 중독되어 있다고 생각하면 무서운 일이 아닐 수 없다.

젊은이들이 취직을 위해서 인터뷰를 하면서 담배를 피운다고 하면 여러 가지 면에서 불리하다. 담배를 끊지 못하는 사람은 그만큼 자기통제 능력이 떨어진다고 인정되어지기 때문이다.

♥♥ 흡연은 자살 행위다

전 세계적으로 매년 600만 명이 흡연으로 인해 사망하고 있으며, 비흡연자가 간접흡연에 노출된 경우에도 60만 명 이상이 사망하는 것으로 알려져 있다. 또한 현재 흡연자의 절반은 흡연과 관련된 질병으로 사망하였으며, 이러한 추세로 2030년이 되면 한 해당 800만 명 이상이 흡연으로 인한 질병으로 사망할 것으로 예상

된다. 담배에 불을 붙이는 것만으로도 우리는 죽음의 고속도로로 진입하는 것이라고 보면 된다.

담배의 해로운 점은 한 권의 책을 써도 될 만큼 수없이 많다. 담배는 4,700개 이상의 화학 물질이 포함되어 있고 그 중 600여 개 이상의 물질이 독성 물질로 밝혀졌다. 발암성이 확인되어 있는 물질로는 니트로사민류, 벤조피렌 등 200여 종류가 넘는 것으로 알려져 있다. 여기에 니코틴과 타르 등 인체에 영향을 끼치는 A급 유해 물질만 해도 20여 가지나 된다.

담배에 포함되어 있는 주요한 유해 물질은 니코틴, 타르, 일산화탄소 등으로 담배 연기가 통과하는 폐는 그 피해가 매우 심각하다. 담배 연기 속에 있는 타르가 기관지점막에 영향을 주어 폐가 탄력성이 없어지는 만성기관지염으로 발전한다. 타르는 직접 우리 몸에 침착되어 여러 가지 암을 만드는 발암 물질이다. 실제로 10년 이상된 흡연자들의 폐를 보면 아주 새까맣게 침착되어 있는데, 이것이 대부분 타르 성분의 침착이라고 보면 된다.

실제로 20여 가지가 넘는 많은 암이 흡연과 직접 관련되어 있으며, 대표적인 경우가 폐암, 후두암, 식도암, 방광암, 췌장암 그리고 직장암, 대장암 등을 들 수 있다. 하루 20개비 이상을 피우는 사람은 피우지 않은 사람보다 폐암 발생률이 6배, 40개비 이상 피우는 사람은 12.6배나 된다고 하니, 흡연은 곧 자살 행위와 같다. 실제로 담배를 피우는 사람의 평균 수명이 비흡연자에 비해 7년 정도 짧다.

흡연은 고혈압, 당뇨 등과 함께 중풍의 중요한 위험 요인 중의 하나다. 단일 사망 원인으로 국내 3위인 중풍은 금연으로 그 발생을 현저히 줄일 수 있다. 담배연기에 포함되어 있는 일산화탄소는 혈중의 헤모글로빈과 결합하여 산소 운반 기능을 방해하기 때문에 적혈구 증가를 유발하는데, 이는 혈류의 점도를 증가시키고 혈전 성향을 증가시켜 뇌경색이나 심근경색의 직접적인 원인이 되기도 한다.

담배는 위산분비를 촉진시켜 위산과다를 초래하고 그 결과 위, 십이지장궤양이 발생하거나 악화시킨다. 자꾸 재발하는 소화성 궤양은 대부분 흡연 때문이라고 보아도 과언이 아니다. 임신 초기에 산모가 흡연할 경우에는 기형아 출생 확률이 2배, 유산의 빈도도 2배나 된다. 또 신생아의 체중도 평균 300g 정도 적은 것으로 되어 있다. 또한 만성 폐쇄성 폐질환인 만성 기관지염, 폐기종, 기관지 확장증 등 호흡하기가 힘들어지는 아주 괴로운 질환들은 담배를 끊음으로써 50% 정도의 발생률을 줄일 수 있다.

❤️❤️ 흡연이 만드는 죽음의 병 암, 암 그리고 암

모든 암의 30% 이상은 흡연이 원인이라고 알려져 있다. 타르 성분은 한 번 폐로 들어가면 대부분 그대로 폐에 축적된다. 흡연자의 폐를 보면, 말 그대로 폐가 새까맣게 변해 있는 것을 흔히 볼 수 있다. 이는 대부분이 발암 물질로 수십 가지 암 발생의 직접적인 원인이 되며, 그 중 폐암의 경우는 정상인에 비해서 25배 정도 그 위험율이 많은 것으로 되어 있다.

중요한 것은 흡연은 흡연자 자신 뿐만이 아니라 간접 흡연에 따른 주위 사람들의 건강을 해친다는 것을 잊어서는 안 된다. 흡연하는 남편과 일생을 살아온 배우자는 폐암에 걸릴 확률이 정상인에 비해서 3배 이상 높으며, 그 자녀들이 호흡기질환을 앓을 확률은 6배 이상 증가하는 것으로 되어 있다. 특히 후두암의 93.2%, 구강 인후암의 71.8%, 폐암의 96.0%는 담배 때문에 발생한다.

국내 담배 소비량이 증가함에 따라 폐암 환자는 10년 동안에 3배 이상 늘어났다. 식도암의 43.4%, 방광암의 31.3%, 췌장암의 25.8%, 위암의 25.1%, 직장암의 13.5%, 대장암의 11.9%는 모두 담배 때문에 일어난다. 암 사망의 다른 원인인 가족력, 나이 등이 어쩔 수 없는 것임을 감안하면 실제로 흡연이 암 발생에 기여하는 위험은 더욱 크다고 할 수 있다.

❥❤ 흡연은 동맥경화증과 노화를 촉진시킨다

흡연은 활성화탄소를 증가시키는데, 이는 노화를 촉진시키는 중요한 원인 물질이다. 흡연으로 피부 노화가 진행되면 얼굴 전체에 굵고 작은 주름이 늘면서 흡연가 특유의 스모커 페이스를 갖게 된다. 외견상의 노화가 진행된다는 확실한 증거이다. 흡연은 노화와 함께 뇌 위축을 촉진시키는데 실제로 흡연자는 비흡연자에 비해서 생물학적 연령이 3세 정도 높은 것으로 나타났다.

40대의 이른 나이에 협심증이 생기고 심근경색증이 생길 수 있는 이유는 담배를 피우는 경우로 실제 연령에 비해서 혈관의 나이는 50~60대로 늙어 있다고 볼 수 있는데, 실제로 협심증 및 심근경색증 등의 관상동맥질환은 50~60대에 제일 많이 나타난다.

흡연은 첫째 몸 속의 여러 가지 지방 성분에 나쁜 영향을 주고 있다. 특히 동맥경화증의 원인이 되는 저밀도지단백(LDL) 콜레스테롤 및 중성 지방을 증가시키고, 동맥경화증을 억제하는 고밀도지단백(HDL) 콜레스테롤치를 현저히 감소시키는 것으로 되어 있다.

둘째, 흡연 시 혈압 상승을 일으켜 고혈압이 있는 환자의 경우 약물 치료의 효과를 감소시키며, 실제로 담배를 피우는 고혈압 환자의 경우 장기 사망률이 2배 이상 높은 것으로 되어 있다.

셋째, 흡연은 혈관 확장 물질의 분비를 억제하고 강한 혈관 수축 물질을 분비시킴으로써 혈관 경련을 초래하게 되는데 이는 협심증이 있는 환자에게는 협심 흉통 및 심근경색 등을 유도할 수 있는 아주 위험한 작용을 한다. 실제로 흡연자에서 협심증이나 심근경색증의 빈도가 3배 이상 높은 것으로 되어 있으며, 이는 담배를 끊고도 1년은 지나야 담배에 의한 위험에서 벗어나는 것으로 되어 있다. 특히 니코틴이 적은 담배의 흡연이 이론적으로는 위험을 줄일 수 있다고 볼 수 있으나 실제 임상 연구에서는 위험 정도에 차이가 없는 것으로 되어 있다.

간접 흡연의 경우도 관상동맥질환의 발현에 위험인자로 되어 있다. 특히 우리나라 및 일본에서는 변이형 협심증이라 하여 관상동맥 경련과 관련된 협심증이 많은 것으로 되어 있는데 이는 많은 흡연 인구와 뚜렷한 관련이 있을 것으로 판단된다.

♥♥ 흡연은 협심증, 심근경색증의 직접적인 원인이다

흡연은 단독으로도 동맥경화증을 유발할 수 있을 뿐만 아니라, 다른 종류의 위험인자가 있는 경우 동맥경화증의 진행은 기하 급수적으로 늘어나는 것으로 되어 있다. 예를 들어 혈중 콜레스테롤이 250mg%, 고혈압이 있는 뚱뚱한 남자가 담배를 피우게 되면 4가지의 위험인자를 한꺼번에 갖게 되는 셈인데, 이런 사람의 경우 협심증이나 심근경색증 등의 관상동맥질환이 생길 수 있는 확률은 정상적인 사람에 비해서 10배 이상 증가하는 것으로 되어 있다. 흡연에 의해서 우리 몸 속에 흡입되는 화학 물질은 4,000여 가지가 넘는다. 특히 문제가 되는 성분이 니코틴, 타르, 일산화탄소 등이다.

흡연으로 인한 일반적인 순환기의 영향은 심박수가 증가하고 부정맥이 유발될 수 있으며, 관상동맥의 수축, 말초혈관의 수축 등이 동반되어 결국엔 말초저항이 증가하기 때문에 심장근육의 산소 요구량이 늘어나게 된다. 혈관벽을 구성하는 혈관 내피에서 혈관을 확장시키는 여러 가지 물질이 분비되어 혈관벽의 혈전 침착도 막아주고, 피의 흐름을 원활하게 해준다. 흡연에 의한 심한 저산소증은 관상동맥의 혈관 내막에 손상을 주어 이러한 원활한 피의 흐름도 방해하고 더 나아가서는 혈관 확장 물질의 상대 결핍으로 심한 혈관 경련을 일으킬 수도 있다. 또한 니코틴은 몸에 좋은 HDL 콜레스테롤을 감소시키고, 혈소판 응집을 촉진하거나 적혈구들을 서로 달라붙게 하여 혈전에 의한 사고나 심장마비 등의 위험을 증가시킨다.

흡연은 심혈관 사망자 중 40%의 직접적인 원인이 되는 것은 물론 비흡연자보다 관상동맥질환이 2배 이상 많이 발생한다. 이로 인해 돌연사의 위험성도 비흡연자에 비해 2~4배 정도 높다. 특히 심장 혈관계에 미치는 독성은 매우 다양한 기전으로 나타난다. 우선 혈관 내막을 파괴하고, 피의 응고 기능을 관장하는 혈소판을 활성화시킴으로써 혈전 성향을 조장하고, 혈중 콜레스테롤을 증가시켜서 혈관의 동맥경화증을 촉발시킨다.

그 외에도 혈관의 갑작스런 수축에 관여하여 협심증이 있는 환자에서는 급성 심근경색증으로 이행하면서 급사에 이르는 수가 있다. 그리고 임산부의 경우는 기형아 및 유산의 빈도가 2배 이상 많은 것으로 되어 있다. 우리나라에 40대 돌연사가 많은 이유는 흡연 인구가 미국의 20%에 비해서 50%에 달한다는 사실과 무관하지 않다.

♥♥ 흡연과 연관되어 있는 질병들

흡연과 관련된 말초혈관의 협착질환은 폐쇄성 동맥경화증과 버거씨병을 들 수 있다. 만성 기관지염, 폐기종 등 만성 폐쇄성 폐질환은 고령자에게 많으며, 오래된 흡연과 관련되어 있다. 만성 폐쇄성 폐질환으로 인한 폐기능 저하는 금연을 해도 정상으로 회복되지는 않지만 금연을 하면 더 이상 악화되지는 않는다. 흡연자는 니코틴이 위산 분비를 직접 증가시켜 소화성 궤양이 증가하는데, 비흡연자에 비해서 2배 정도 증가한다. 또한 흡연자에게는 하부 식도 괄약근의 긴장이 저하되어 위식도 역류질환이 일어나기 쉽다.

흡연으로 인하여 구강 내 위생 상태가 악화되면서 잇몸의 혈액순환이 나빠져서 치주질환이 증가한다. 구내염이나 백반증 등이 일어나며, 치아 탈락이 많다. 남성에게도, 폐경 후의 여성에 있어서도 골량이 절대적으로 감소하면서 골다공증의 빈도가 높다. 흡연에 의한 에스트로젠의 억제 작용도 골밀도를 저하시켜 골다공증을 더 악화시킬 수 있다.

흡연과 알츠하이머 병과의 관련에 대해서는 논란의 여지가 많으나, 최근 역학 연구에서는 흡연자에서 알츠하이머 병의 빈도가 2.2~2.4 배 정도 증가하는 것으로 알려졌다. 또 노화에 동반되는 청력 장애가 흡연으로 인해서 더 악화되며, 치료 불가능한 시력 장애인 백내장의 유발인자이기도 하다. 흡연에 의한 백내장의 이환 위험도는 1.7배 정도 증가한다.

흡연으로 인해 소화 능력이 저하되고 구강위생이 나빠지며 치아가 빠지고 나중에는 입맛이 없거나 미각 장애 등으로 식욕이 저하되기도 한다. 흡연 자체로 에너지 소모가 이루어지며, 지방 축적 조절에 관련되는 생리 활성 물질인 랩틴이 혈중에 올라가서 식욕을 억제하고 에너지 대사를 항진시키는 작용을 가지고 있다. 금연으로 인해서 체중이 증가하는 이유이다.

♥♥ 흡연자의 즐길 권리 vs 비흡연자의 건강하게 살 권리

흡연은 바로 당신 아이들의 건강을 해친다. 언젠가 TV에서 '흡연자도 할말 있다'라는 주제로 한 인터뷰를 본 적이 있다. 아무리 민주주의적인 자유 개념으로 해석을 한다 하더라도 적어도 남에게 해를 끼치지 않는 범위에서 고려되어져야 하는 것이 아닌가 싶다. 그것도 남의 생명을 담보로 하는 자유란 토론의 여지가 없다고 본다.

우리나라는 흡연 공화국이다. 2012년 우리나라의 성인 흡연율은 남자 48%, 여자 6%로 1,000만 명 이상이다. 결국 경제협력개발기구(OECD) 자료에 따르면 그리스에 이어 두 번째로 높은 흡연율이라는 불명예 타이틀을 얻었다.

대부분의 연구에서 흡연가의 60~70%가 금연을 원하고 금연을 시도하고 있지만, 성공률은 35%에 불과하다. 이에 정부에서는 금연 환경 조성을 위해 '담배 연기 없는 세상(smoke free)' 캠페인을 전개하였다. 2012년 12월 8일부터는 정부 청사, 국회 청사, 병원, 도서관의 옥내 및 옥외정원 등에서 흡연을 금하고, 150m² 이상의 음식점에서는 실내 전체에서 금연을 실시하도록 강화하였다. 그 후 2014년부터는 100m² 이상 영업소로 확대하였고, 2015년부터는 모든 음식점이 금연 대상이 된다. 그리고 '금연 상담 전화'와 '보건소 금연 클리닉'을 운영하며 적극적으로 금연을 지원하고 있다. 담배 연기로 곤혹을 치렀던 비흡연자들은 상쾌해진 공기에 적극 환영하는 분위기다. 하지만 흡연자들은 식당 안이 금연 구역이 돼 불만이 높아졌다. 담배는 기호식품인데, 왜 흡연자들의 권리를 보장해 주지 않느냐는 것이다. 하지만 담배는 피우는 사람만큼이나 그 연기를 마시는 사람의 건강도 위협한다는 사실을 명심하자.

다른 사람이 피우는 담배연기(부류연)를 마시는 '2차 간접흡연'의 경우 동맥경화 발병위험률을 50~60% 증가시킬뿐만 아니라 고령자나 관상동맥질환자에게는 돌연사의 가능성을 높인다. 또한 '2차 간접흡연'의 경우 흡연자가 들이마시는 연기보다 종류에 따라서는 5~20배 많은 독성 물질과 발암 물질이 함유되어 있다. 이 뿐 아니라 흡연자의 신체나 옷 주변에 묻은 담뱃재나 담배분진의 중금속, 발암 물질 등을 호흡기나 입을 통해 마시는 경우에도 동맥경화 발생률을 증가시킨다. 또한 아이들이 담배 연기를 마셨을 경우 호흡기질환 및 돌연사의 중요한 원인이 된다.

흡연은 더 이상 자신만의 문제가 아니다. 사랑하는 아이가 누군

가의 흡연으로 인체에 해로운 독극 물질들을 들이 마시게 된다고 생각한다면, 더 이상 누구도 흡연자만의 즐길 권리를 주장할 수는 없을 것이다. 자신의 건강을 위해서 뿐만 아니라 내 가족, 내 주위의 모든 이들의 건강을 위해서도 금연은 선택이 아닌 필수다.

흡연의 효과

1. 빨리 죽는다.
2. 일찍 늙는다.
3. 늘 피곤하다.
4. 숨이 차서 운동을 잘할 수 없다.
5. 정력 감퇴가 빨리 온다.
6. 피부가 거칠고 주름이 많아진다.
7. 감기에 잘 걸린다.
8. 치아가 누렇게 된다.
9. 냄새가 난다.
10. 주위가 늘 지저분하다.
11. 기억력이 현저히 떨어진다.
12. 가족의 건강을 해친다.
13. 화재를 잘 일으킨다.

❤❤ 담배를 줄이는 것은 어떻습니까?

담배를 줄이면 줄인 만큼 이익이 된다. 담배 5개비를 줄이면 5개비 만큼 이익이 되고 10개비를 줄이면 10개비 만큼 건강에 좋다. 그러나 이런 방법은 여러 사람들의 흡연 경험으로 보아 담배를 끊는 데는 큰 도움을 주지 못한다. 어렵게 줄인 흡연량은 매우 쉽게 원래대로 되돌아가기 때문이다. 따라서 담배는 딱 끊어야 한다.

❤❤ 지금 끊어봐야 너무 늦은 것은 아닐까요?

절대로 그렇지 않다. 담배는 지속적으로 건강에 안 좋은 영향을 미치기도 하지만 단기적으로도 매우 안 좋다. 특히 심혈관 계통에 대한 담배의 효과는 단기간에 급속히 좋아질 수 있다. 담배를 끊은 지 2시간 후면 혈관 속의 니코틴이 없어지고 하루가 지나면 혈액 내 일산화탄소가 완전히 체외로 배출된다. 2개월이 지나면 사지로 전달되는 피의 흐름이 좋아져 피곤함이 사라지며 운동 능력은 눈에 띄게 향상될 수 있다. 3개월이 지나면 기관지의 기능이 완전 정상화되고 성생활 능력이 현저히 향상된다.

❤️❤️ 옆집 할아버지는 담배를 피워도 80세까지 멀쩡하시던데요?

하루에 한 갑 이상 담배를 피우는 데도 80세가 넘어서까지 건강하신 환자분이 있다. 타고난 체질이라고 볼 수 있으며 이는 유전자가 좋은 셈이다. 어떤 경우에나 개인차가 존재한다. 그러나 보통 사람의 경우 하루 1갑씩 20년을 피우면 기관지세포가 암세포로 변하기 시작하는 것이 여러 실험을 통해 이미 밝혀졌다. 또 그 할아버지의 경우 만약 담배를 안 피웠다면 100살을 넘게 사실 수도 있었을 것이다.

암을 피하고 심장병을 피하고 오래 사셨다 하더라도 흡연자들의 끝은 늘 같다. 결국엔 만성폐쇄성폐질환이 생긴다. 타르 및 유독 물질들이 모세 기관지에 쌓여 만성 염증이 생기고, 모세 기관지가 막히면서 결국엔 폐실질이 망가져서 기흉이 생기고 나중에는 흉곽이 앞뒤로 물통 같이 길게 변형을 일으킨다. 정상적인 폐의 산소 정화작용을 할 수 없게 되면서 늘 산소가 모자라는 상태에 이르게 된다. 앉아만 있어도 숨이 차고 누워서 잘 수도 없게 된다.

몇 사람의 예외를 보고 내 인생 전부를 실험 대상으로 삼아야 될 이유는 없다.

❤❤ 8년, 5년, 3년 오래 사는 금연 효과

　왜 담배는 쉽게 끊을 수 없을까? 흡연에 의한 중독은 다른 약물 중독과 다르지 않다. 니코틴은 흡입 후 몇 초만에 뇌로 도달해 안도감과 행복감을 느끼게 한다. 니코틴의 농도가 낮아지면 심한 금단 증상으로 흡연 욕구를 느끼게 되는데 이는 공복시 허기를 느끼는 것과 같다. 금연 전 흡연량이 많을수록, 기상 후 이른 시간에 흡연을 할수록, 니코틴 중독이 심할수록 금단 증상이 심하다. 금연 시작 후 60~70%에 이르는 많은 사람이 불안과 초조, 짜증, 우울 등의 감정변화를 느끼며, 짧게는 집중력이 감퇴하고 길게는 흡연 충동을 경험한다.

　금연을 3개월간 달성했다면, 니코틴의 신체적 금단 시기는 어느 정도 지나갔다고 볼 수 있다. 하지만 정신적, 습관적 중독은 아직 남아 있으므로 흡연의 유혹이 많이 생기는 술자리 등은 피하는 것이 좋다. 담배를 끊고 나서 기초 대사률 감소나 미각 세포의 회복, 허전한 손과 입에 의한 군것질의 증가로 체중이 증가할 수 있으므로 식이조절과 규칙적인 운동을 반드시 고려한다.

　니코틴 중독이 심해서 금단 증상이 계속되는 환자는 금연 보조제의 도움을 받는 것도 도움이 될 수 있다. 금연 보조제는 유해 성분이 없고 인체가 요구하는 소량의 니코틴을 공급하여 니코틴 금단 증상을 완화시키고 흡연 욕구를 줄여서 금연 성공률을 높여준다. 금연 보조제는 니코틴 패치, 껌이나 사탕 등을 들 수 있는데 금연 클리닉이나 금연 상담 전화 등을 통해서 자신에게 맞는 보조제를 선택하여 효과적으로 이용해야 한다. 보통 3개월 정도 실시한다.

잘못 알고 있는 상식 중 하나가 순한 담배는 일반 담배보다 괜찮을 것이라는 생각이다. 하지만 니코틴 함량이 낮은 담배를 피우면 더 많은 니코틴을 흡수하기 위해서 담배를 더 깊이, 더 자주 빨아들이게 되어 결국 들이마시는 니코틴 함량이 증가하게 된다.

금연은 시작하는 그 순간부터 건강해진다. 금연을 시작하고 20분이면 혈압과 맥박이 감소하고 손발의 체온이 정상으로 돌아온다. 24시간이 지나면 심장마비의 위험이 감소하기 시작한다. 이후 혈액순환 및 폐기능이 좋아져서 기침, 호흡곤란이 좋아지고 감염의 위험이 줄어들게 된다. 1년이면 심장병에 걸릴 위험이 흡연자의 절반 수준으로 감소하고, 금연 후 5년이 지나면 흡연자의 폐암 위험성이 50%까지 저하된다. 15년이 지나서야 심장혈관질환에 걸릴 위험이 비흡연자와 같아질 정도로 그 중독 효과는 무섭고 오래 지속된다.

젊었을 때부터 흡연을 하던 고령자가 금연을 해도, 젊은 사람들과 같이 암의 위험도를 감소시킬 수 있는지에 대해서는 아직 확실하지 않은 부분이 있으나, 최근 50여년 간 금연 효과를 관찰한 역학 연구에서는 연령과 상관 없이 금연에 의한 수명 연장이 보고되었다.

35세에 금연을 시작하면 8년, 55세에 시작하면 5년, 65세면 3년의 평균 수명이 연장된다. 아직도 담배를 피우는 즐거움이 아쉽다고 느껴진다면 8, 5, 3 금연 효과를 명심하자. 건강하고 즐거운 삶을 누리기 위해 하루라도 젊을 때, 내일이 아닌 바로 오늘부터 금연은 시작되어야 한다.

당장 금연이 필요한 사람들

1. 담배를 피운 지 10년이 넘으신 분
2. 청소년기(10대)부터 이미 담배를 배우신 분
3. 심혈관질환이 있다고 들으신 분
4. 만성폐쇄성폐질환이 있다고 들으신 분
5. 친척 중에 급사, 심장질환, 중풍, 만성폐쇄성폐질환이 있는 분
6. 혈중 콜레스테롤치가 높은 분
7. 흉통, 호흡곤란, 운동시 호흡곤란, 운동시 흉부 압박감, 일시적인 의식 소실, 지속적인 기침 가래, 만성피로 등의 증상이 있는 분

++ 금연, 제일 중요한 것은 담배를 끊겠다는 의지다!

흡연자 중 71%가 금연을 시도했지만 이들 중 1년간 금연에 성공한 이는 5% 내외다. 담배를 끊기 위해선 네 가지의 구체적인 계획이 필요하다.

담배의 유혹을 견디기 위해선 첫째, 왜 내가 금연을 해야 하는지 이유가 필요하다. 용돈은 부족하고 담뱃값은 오르니까라는 사소한 이유라도 괜찮다. 금연의 이유를 적은 쪽지를 지갑에 넣고

다니면서 흡연의 유혹을 느낄 때마다 꺼내 보도록 하자.

둘째, 금연을 어떻게 할 것인가에 대한 방법을 정하는 것이 좋다. 혼자서 할 자신이 없으면 함께 금연을 실천할 동료를 구하거나 금연 클리닉에 등록하는 것도 방법이다.

셋째, 담배 끊는 날을 확실히 정하자. 오늘 결심하고 내일로 계속 미루다 보면 어영부영 다시 흡연을 하기 쉽다. 자식의 출산일, 여자 친구와 결혼 약속 등 중요한 기념일을 금연일로 정한다면 동기 부여에 많은 도움이 될 것이다. 또한 목요일을 금연일로 정하면 가장 금단 증상이 심한 3일째를 집에서 보낼 수 있어 좋다.

넷째, 만나는 사람마다 자신이 금연하고 있음을 소문 낸다. 회식 자리에서도 양해를 구할 수 있고 아는 사람들이 좋은 감시자가 되어 줄 것이다.

금연을 위한 계획 세우기

1. 금연일을 정한다.
2. 친구, 가족들에게 금연 결정을 알리고 도움을 청한다.
3. 흡연하는 분위기를 피한다(술자리, 당구장, 기원, 외식).
4. 담배 생각이 나면 껌이나 은단을 씹거나 찬물을 마신다.
5. '한 대만', '한 대쯤이야'라는 생각을 과감히 무시한다.
6. 규칙적인 운동을 통해 심폐 지구력의 향상을 꾀한다.
7. 필요할 경우 의사의 도움을 받는다.
8. 금연에 실패하더라도 다시 금연을 결심한다.

비만은 병이다

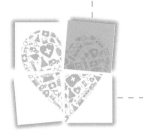

♥♥ 비만의 정의

비만은 지방 조직이 과잉 축적된 상태이다.

보통 표준 체중의 20% 이상을 초과할 때 비만이라고 한다. 여기서 표준 체중이란 본인의 키(cm)에서 100을 뺀 후 0.9를 곱한 값을 말하며, 표준 체중의 10% 범위(90~110%)를 정상 체중이라고 한다. 비만의 경우 미국에서는 유병률이 20%가 넘는 것으로 되어 있으며, 우리나라에서도 최근 비만 환자가 증가하는 추세다. 먹을 것이 넉넉하지 못했던 보리 고개를 생각해 보면, 예로부터 우리는 약간 통통한 사람들을 건강한 상태로 인정하는 경향이 있었다. 그래서 비만에 대해 비교적 너그러운 편이었다.

의학적으로 비만의 기준은 단순히 몸무게가 아닌 체질량지수(Body mass index, BMI)로 판단한다. 한국인의 경우 체질량지수가

25kg/m² 이상이 되는 것을 비만으로 판단한다. 체질량지수는 kg 단위로 측정한 몸무게를 m단위로 측정한 키의 제곱으로 나눈 수치를 말한다. 한국인의 경우 몸매가 D라인이냐 아니냐를 판단하는 허리둘레(남자 35인치 이상, 여자 33.5인치 이상)를 두고 비만 여부를 판단하기도 한다.

예를 들어, 키 170cm, 몸무게 75kg인 사람의 체질량지수는 $75kg/(1.7m)^2=26kg/m^2$가 된다.

20∼60대의 남자를 대상으로 실시한 미국의 한 역학 조사에서는 체질량지수(BMI)와 총사망률 사이에 U자형 관계가 있다고 밝혔다. 즉 너무 말랐거나 너무 뚱뚱해도 사망률이 증가하는 것으로 해석할 수 있는데, 흥미있는 것은 20∼40대에는 BMI 수치가 22 전후가 가장 낮은 사망률을 나타냈지만, 50세 이상에서는 BMI가 26 전후로 약간 지방체형에서 총사망률이 가장 낮았다. 이와 같은 결과는 고령자에게는 '약간 뚱뚱한 것이 좋다'라는 일종의 'Obesity Paradox'의 중요한 논리적인 배경이 되었다고 볼 수 있으나 아직 논란의 여지는 많다. 따라서 나이에 상관 없이 지속적으로 표준체중, 정상 체질량지수를 유지하는 것이 중요하다.

2011년도 통계청 자료에 의하면 19세 이상에서 체질량지수가 25kg/m² 이상이 되는 비만이 31.9%로 3명 중 1명이 비만이며, 2025년에는 2명 중 1명이 비만일 것이라고 했다. 당뇨, 고혈압, 심장병 그리고 각종 암에 이르기까지 비만이 갖는 2차적인 유병률은 심각한 사회적인 문제가 아닐 수 없다. 비만은 건강하고 활기찬 100년을 위해서 꼭 고쳐야 할 질병이란 걸 인식하는 게 우선 중요하다.

'많이 먹지도 않는데, 물만 마셔도 살이 쪄요' 뚱뚱한 사람들이 한결 같이 하는 말이다. 물론 신경계질환이나 유전, 선천성 장애에 의한 이차성 비만을 고려할 수 있으나, 90% 이상의 비만은 많이 먹어서 생기는 원발성 비만으로 볼 수 있다. 다시 말하면, 대부분의 비만은 소비하는 에너지보다 많이 먹고 덜 움직이기 때문에 잉여 에너지가 몸에 쌓여 체지방이 늘어나서 생기는 것이다. 문명화되면서 앉아서 일하는 시간이 많아지고 과식, 야식, 고지방 정크 후드 등이 비만에 관여하는 적극인자로 볼 수 있다.

남성은 40대 이후, 여성은 폐경기 이후 대부분 체지방 비율이 증가

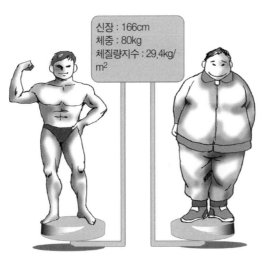

신장 : 166cm
체중 : 80kg
체질량지수 : 29.4kg/m²

체질량지수의 함정 : 똑같은 체중과 신장, 똑같은 체질량지수를 가지고 있어도 근육이 많은 사람은 비만이라 할 수 없다.

한다. 나이가 들수록 성별에 상관없이 근육량은 적어지고, 상대적으로 체지방은 많아지고 복부 비만은 증가한다. 비만은 모든 질병의 시작이라고 할 수 있는데, 우선 각종 성인병에 걸릴 확률이 높아진다.

♥♥ 상반신 비만과 하반신 비만

최근 환자의 비만도도 중요하지만 체지방의 분포 차이에 따라 합병증의 이환율에 차이가 있는 것이 밝혀졌다. 특히 복부를 중심으로 지방이 축적되는 '상반신 비만'이 둔부를 중심으로 지방이 축적되는 '하반신 비만'에 비해서 당뇨병 등의 대사 이상이 합병되는 경우가 많았다. 또한 상반신 비만 중에서도 복부내장 주위에 지방이 모이는 내장지방형 비만이 복벽의 피하에 지방이 쌓이는 피하지방형 비만에 비해서 당대사 장애, 지질대사 장애 및 고혈압 등의 합병증을 동반하기 쉬운 것으로 되어 있어서 동맥경화성 혈관질환이나 대사질환의 중요한 위험인자로 볼 수 있다.

내장형 비만의 판정은 허리둘레 지름의 측정, 복부 CT 촬영에 의한 내장비만 면적의 측정, 복부 초음파 검사에 의한 복강내 지방 두께의 측정으로 이루어진다. 허리둘레는 남성 85cm 이상, 여성은 90cm 이상일 경우에 내장형 비만일 가능성이 높다. 여성 비만자의 연대별 내장지방형 비만 비율을 보면 50세 이후에 빈도가 크게 증가하였다. 결과적으로 최근 연구 결과를 종합해 보면 내장

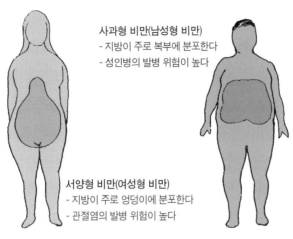

사과형 비만(남성형 비만)
- 지방이 주로 복부에 분포한다
- 성인병의 발병 위험이 높다

서양형 비만(여성형 비만)
- 지방이 주로 엉덩이에 분포한다
- 관절염의 발병 위험이 높다

| 비만의 유형 : 사과형 비만과 서양형 비만 |

지방 우위의 체지방 분포 변화는 생리적 또는 병적인 노화를 불문하고 노화에 따른 보편적인 현상일 가능성이 많다.

❤❤ 20kg의 무게가 하루 24시간 심장을 누르고 있다고 상상해 보자

작고 뚱뚱한 아주머니가 외래에 오셨다. 키가 155cm에 몸무게 72kg, 손발이 저리고 조금만 걸어도 숨이 차다고 했다. 동네 의원에서 심장이 커져 있으니 얼른 큰 병원에 가보고 하여 내원하였다. 아주머니의 정상 체중은 50kg 정도인데 무려 20kg 이상이 과체중이었다. 먹고 자고 걷고 앉아 있을 때 하루 24시간 20kg의 무게가 심장을 누르고 있다고 상상해 보자. 조금만 움직여도 숨이 찰 수밖에 없다.

무게에 눌린 심장이 높은 혈압으로 피를 뿜어 주지 않으면 전신에 피를 효과적으로 공급할 수가 없다. 자연적으로 맥박이 빨라지고 혈압이 올라가면서 고혈압이 생길 수밖에 없다. 높은 혈압이 오래 지속되면 어쩔 수 없는 보상작용으로 심장근육이 두꺼워진다. 두꺼워진 심장이 오래 일을 하면 결국엔 심장근육의 힘이 빠지면서 커져서 심부전증에 이르게 되는 것이다. 문제는 이러한 질병이 과체중 때문에 기인되는 것으로 비만은 병이다. 비만은 심장병을 만드는 결정적인 요인 중에 하나임을 명심해야 한다.

실제로 비만은 관상동맥질환의 발생률을 50%나 높이고 심혈관계 질환으로 인한 사망, 관상동맥질환에 의한 사망률도 50%나 높인다. 5~10%의 체중 감량만으로도 비만에 의한 질환이나 합병증을 크게 줄일 수 있다는 사실을 알면 건강한 삶을 위해 살을 빼는 일은 선택이 아닌 필수 사항이라고 볼 수 있다. 우선 비만을 무서운 질병으로 인식하는 것이 중요하다. 비만의 치료는 그 중증도에 따라 식사요법, 운동요법, 약물요법과 외과적인 치료법으로 크게 나눌 수 있다.

♥♥ 영조 임금의 황제 다이어트

31세 윤○○ 씨는 160cm의 키에 몸무게가 72kg이다. 안젤리나

졸리가 시도해 10kg 이상을 감량했다는 레몬 디톡스 다이어트를 시작했다. 레몬 디톡스 다이어트는 다른 음식물은 일체 입에 대지 않고 레몬즙과 메이플 시럽을 섞은 음료만 먹는 방법이다. 열흘간 단기간의 다이어트를 통해 5kg을 감량했는데, 문제는 한 달이 지나면서 다이어트를 하기 전보다 5kg이 늘었다는 점이다.

과학적으로는 확인되지 않지만 효과는 확실하다는 정체 모를 다이어트 방법들이 온라인상에서 홍수를 이루고 있다. 덴마크 다이어트, 애플 다이어트, 스즈키식 다이어트, 디너 캔슬링 다이어트 등의 각양각색 다이어트 방법들…… 어느 다이어트 방법에도 그 다이어트가 성공한 뒤, 많이 먹어도 살이 빠진 상태를 유지할 수 있는 방법은 나와 있지 않다.

소식해야 한다는 다이어트의 기본 원리를 일찌감치 알고 실천하여 조선 시대에도 장수했던 임금이 영조다. 조선 역대 왕들의 평균 수명이 47세에 불과했던 것으로 보면 그 시대에 영조는 83세까지 천수를 누린 임금으로, 현대를 사는 100세 시대에 견줘 봐도 뒤지지 않을 만큼 오래 살았다. 영조가 오래 살 수 있었던 이유 중에는 다른 임금들과 달리 궁궐 밖에서 나고 자란 특수한 환경과 궁궐 밖에서 서민 생활을 하면서 쌀밥이 아닌 현미를 먹었던 점을 무시할 수 없을 것이다.

평상시 임금의 수라상에는 각종 산해진미들이 올라왔다. 특히 고기나 전 등의 고칼로리 음식이 많았고, 특별한 육체적인 활동도 없이 식사 횟수도 하루에 다섯 끼를 챙겼다고 하니, 비만은 물론이고 여러 가지 대사질환들이 필수였을 것이다. 그러나 영조는 달랐다. 하루 다섯 번까지 먹던 수라를 세 번으로 줄였고, 12첩 반상이라 불리는 반찬 수를 과감하게 줄였다. 또한 백성을 사랑하는 마음으로 흰 쌀밥 대신 잡곡밥을 먹으며, 채식 위주의 식단을 고집했다고 하니, 오늘날의 건강 지식으로 해석해 보더라도 매우 현명한 웰빙 식단이었다는 것을 알 수 있다. 그리고 회의를 하다가도 중간에 수라는 꼭 챙겨 먹을 정도로 끼니는 거르지 않았다고 하니, 앞서 언급된 어떤 다이어트 방법들보다도 현명한 다이어트 방법임을 영조는 이미 체험으로 터득하고 있었다고 볼 수 있다.

이것이 곧, 영조의 '황제 다이어트'가 아니겠는가?

소식이 가장 확실하고, 효과적인 다이어트 방법이며, 장수식이라고 할 수 있다.

어떤 다이어트든 적게 먹고, 많이 움직이는 방법만이 무게와의 전쟁에서 승리할 수 있는 유일한 길이다.

❥❤ 다이어트의 4가지 기본 규칙

규칙 하나, 일찍 자고 일찍 일어나기.

우리는 늘 건강해야 한다는 걸 머리로는 알고 있지만 적게 먹고 많이 움직이는 간단한 다이어트의 진리를 실천하는 것은 생각보다 쉽지 않다. 일찍 일어나는 새는 먼저 벌레를 잡을 수 있고, 일찍 일어나는 사람은 날씬한 삶을 유지할 수 있다. 야근 혹은 밤늦게까지 TV를 보며 시간을 때우는 사람들은 더 살이 빠지기 어려운 체질이 된다. 이는 우리 몸의 신진대사의 시간 차이 때문이라고 볼 수 있는데, 보통 신진대사는 아침을 시작으로 저녁에 가장 높고 잠이 들면 낮아진다. 신진대사가 활발한 시간에 자고, 신진대사가 낮은 밤 시간에 음식을 먹고 적게 활동하면 잉여 영양분이 몸 안에 쌓일 수밖에 없다.

규칙 둘, 가끔은 혼자 있는 것을 즐기자.

친구가 있는 사람이 더 뚱뚱하다? 집에서 엄마는 아빠의 식습관을, 여자는 남자 친구의 식습관을 따라 가게 되는데 여성보다 많이 먹는 남성들을 따라 먹다 보면 자연히 살이 찔 수밖에 없을 것이다. 특히 우리나라의 회식 문화는 기름진 고기, 고열량의 폭탄주, 그리고 자리를 옮겨 가며 마시는 술자리, 한 끼에 섭취하는 칼로리 양은 이루 말할 수 없이 많다고 볼 수 있다. 한 연구 결과에 따르면 혼자 있을 때보다 다른 사람들에게 둘러싸여 있을 때 44% 정도나 음식을 더 많이 먹게 된다고 한다. 사람들과 즐겁게 먹고 놀다 보면 자신도 모르게 살이 찌게 되는 것이다.

규칙 셋, 잘 자는 것은 모든 병의 예방 주사다.

요즘 유행하는 다이어트 중 하나는 숙면 다이어트다. 자고 있는 동안에도 우리 몸은 끊임없이 노폐물을 배출한다. 잠을 충분히 자지 못하면 몸의 칼로리 소비량이 작아지고 스트레스 호르몬의 분비가 많아진다. 이러한 스트레스 호르몬이 늘어나면 폭식을 하는 경향이 생겨 쉽게 살이 찌게 된다. 그만큼 살을 빼는 데는 수면이 많은 도움을 준다. 일단 수면 호르몬은 저녁 10시와 새벽 2시 사이에 왕성하게 분비되기 때문에 적어도 12시 전에는 자는 습관이 필요하다. 체온이 1도 상승하면 기초대사가 증가하기 때문에 따뜻한 곳에서 자는 것이 좋고, 적당한 높이의 낮은 베개를 베고 똑바로 누워 자면 숙면에 도움이 된다.

규칙 넷, 많이 움직이고 자주 먹는다.

다이어트 성공의 공통점으로 적게 먹고 많이 움직이는 것이 기본이지만, 적게 자주 먹는 습관도 다이어트에 중요한 조건이다. 우리가 다이어트에 매번 실패하는 이유 중 하나는 살을 빼기 위해 무작정 굶었다가 살이 빠졌다 싶으면 폭식을 해서 오히려 조금만 먹어도 살이 찌는 상태로 몸을 변하게 만들기 때문이다. 조금씩 자주 먹으면 고칼로리 음식의 유혹에 넘어갈 위험이 줄어든다는 연구 결과도 있다. 그래서 평소 먹는 양의 절반 이하로, 배고플 때마다 4시간 간격으로 먹는 것이 좋다.

♥♥ 술을 마시면 살이 찌나요?

술은 1g당 7kcal의 열량을 내는 에너지원이지만 열량만 내고 당질, 단백질, 지방 같은 영양소가 없는 속 빈 칼로리다. 그래서 식사를 안 하고 술만 마시면 살이 빠지고 영양실조에 걸린다. 보통 술을 즐겨 마시는 사람을 보면 아랫배가 톡 튀어나왔다. 일명 술배라고 불리는데 이것은 알코올이 우선적으로 열량원으로 사용되기 때문에 안주로 먹는 고열량, 고지방 음식이 열량으로 사용되지 않고 지방으로 고스란히 축적되어 나타나는 현상이다. 대부분 사람이 술을 마시는 밤에는 신체 활동량도 없는데다 부교감신경이 활발히 작용한다. 부교감신경은 에너지원을 지방으로 바꾸어 저장하려는 작용을 왕성히 하여 밤에 술로 섭취한 여분의 칼로리를 고스란히 지방으로 축적한다. 다이어트를 원한다면 술은 반드시 피해야 할 기호식품 중 하나다.

❥♥ 물만 먹어도 살이 찌는 체질이 있나요?

환자들 중에는 '물만 먹어도 살이 찐다'며 체질을 탓하는 이들이 있다. 하지만 물은 칼로리가 없으므로 살을 찌게 하는 것이 불가능하다. 살이 찌는 것은 실제 섭취량이 생각보다 많거나 많이 먹지 않아도 실제 활동량이 너무 적기 때문이다. 거의 아무것도 안 먹는다고 말하는 사람들을 보면 밥만 줄인 것이지 반찬이나 과일, 간식은 도리어 더 많이 먹는 경향이 있다.

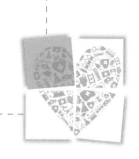

심장을 조이는 스트레스

♥♥ 스트레스란?

우리가 흔히 말하는 '스트레스'의 어원은 라틴어의 'stringer 로서 팽팽하게 죄다'라는 뜻에서 유래되었다. 물리학에서 물체에 가해지는 물리학적 힘을 의미하는 용어를 20세기에 이르러 캐나다의 생리학자 세리에가 의학에 이 스트레스를 적용시키면서 일반인들 사이에서 널리 사용되는 용어가 되었다.

스트레스의 종류는 크게 세 가지로 분류해 볼 수 있다. 첫째, 정신적 스트레스는 직장과 학교 및 가정생활에서 적응하면서 받게되는 좌절이나 고독 등으로 나타나는 스트레스다. 둘째, 환경적 스트레스는 음식물이나 소음, 공해나 기후 등으로 겪는 스트레스다. 셋째, 개인의 인격적 스트레스는 예민한 자존심이나 열등감, 부정적인 자아 등 정신적 자극을 받는 것을 말한다.

지나친 스트레스는 과도한 긴장을 가져와 일정한 균형상태를 지속할 수 없게 되어 각종 심신의 증상을 일으키게 되는데, 이는 '신체에 가해진 어떤 외부 자극에 대하여 신체가 수행하는 일반적이고 비특징적인 반응'이라고 정의하였다. 스트레스에 의한 흔한 증상으로 무의식 중에 이를 깨물거나 주먹을 쥐고 근육에 힘을 주는 경우가 많아 설명할 수 없는 신체적 통증의 원인이 되기도 한다. 스트레스는 또한 복통, 호흡곤란, 요통, 두통, 불면 등을 일으키기도 한다.

스트레스를 받으면 어떤 이들은 배가 고프지 않아도 닥치는 대로 먹고, 반대로 아예 먹지 않거나 체중이 감소되는 이들도 있다. 사소한 일에도 직장 동료나 친구, 사랑하는 사람과 자주 말다툼을 하게 된다. 겉보기에는 별 이상징후가 없다가 난데없이 갑자기 한바탕 울 수 있다. 직장에 병가를 내거나 희망이 없다고 느끼거나 쉽게 포기하곤 한다.

만성 스트레스는 우울증이나 불안 장애를 일으키는 원인이 될 수 있다. 스트레스에 잘 대처하지 못할 때 우리는 자동적으로 어떤 상황이던 부정적으로 확대 해석하고, 안 좋은 감정을 증폭시켜 나가게 된다. 과도한 업무로 오후 네 시만 되면 눈꺼풀이 감기는 '오후 네 시 증후군'에 시달리기도 한다.

아이들은 자라면서 성적, 입시, 진학 스트레스에 시달리고, 대학 졸업 후에는 '취업 스트레스'를 겪는다. 아이들이 자라서 출가하면 이젠 상실감, 외로움, 우울증 등 '빈둥지증후군'에 시달린다.

각계각층에서 다양한 이유로 스트레스를 앓고 있는 것이다. 실제로 대한민국은 스트레스 공화국이라 불러도 무방할 만큼 극도로 높은 스트레스에 노출되어 있다. 우리나라의 자살률은 OECD 국가 중 가장 높으며, 전 세계적으로도 가장 높다. 오늘 우리는 얼마나 많은 스트레스를 견뎌냈을까?

♥♥ 스트레스와 심장병과의 관계는?

일과 연관된 스트레스는 직장에서의 역할이 불분명거나, 반복적인 일을 하거나, 직장이 바뀌거나, 실직, 퇴직 등의 경우를 들 수 있는데, 사실상 이러한 구체적인 스트레스가 협심증이나 심근경색증과 관련된 사망률을 높이느냐 하는 문제에 있어서는 아직 논란의 여지가 많다. 최근 8,000명 이상이 포함된 한 임상 연구에서는 이러한 허혈성 심질환과 직장에서의 스트레스 종류나 정도와는 비례하지 않는 것으로 보고하였다. 하지만 직장에서의 만성적인 스트레스에 의해서 혈압 상승이 유발되는 것은 사실이며, 특히 책임이나 일의 양이 많은 사람의 경우는 좌심실 비대가 초래될 수 있다고 했다. 이러한 좌심실 비대는 독립적으로 허혈성 심질환의 발현에 관여한다고 볼 수 있다.

반면, 어떤 연구에서는 감정적인 스트레스가 협심 증상의 발현에 선행하며, 심근경색의 발생에도 직접 관계가 있는 것으로 밝혀졌다. 만성 스트레스의 기본 병리는 자율신경계의 교감신경 및 부교감 신경계에 의해서 분비되는 여러 호르몬 분비의 균형이 깨지면서 올 수 있는데 특히 교감신경계 자극에 의해서 노르에피네프린(norepinephrine) 등이 과다 분비되어 갑작스런 혈압 상승이 초래할 수 있다는 것은 확실하다.

스트레스를 받는 정도가 사람마다 다르기 때문에 실제로 심장병과의 인과관계를 밝혀내기란 쉽지 않다. 하지만 최근 천재지변과 같이 심한 스트레스가 있는 상황이 심장에 좋지 않은 결과를 줄 수 있다는 역학 조사 결과들이 알려지고 있다. 1995년에 발생한 일본 고베 대지진 당시는 과거 같은 기간에 비해서 심혈관 사고가 3배 이상 증가했으며, 2001년 9·11테러 후 60일간 세계무역센터 50마일 반경 내에 위치한 병원의 응급실에 심근경색 환자의 입원이 사건 이전과 비교하여 49% 증가하였다고 한다.

스트레스가 심근경색을 유발하는 하나의 위험 요인 중 하나라는 건 알 수 있지만, 스트레스와 심장병과의 관계는 확실히 밝혀지진 않았다. 다만 정신적 스트레스는 심장 박동수와 혈압을 올리는데, 이렇게 되면 심장은 더 많은 산소가 필요하게 되고, 혈중에 혈소판 응집도 촉진시킨다. 이때는 혈관의 스트레스도 증가하며, 혈관 내에 죽상반이 갑자기 파열되면서 심한 혈전이 생겨 심근경색증을 일으킬 수도 있다고 추론해 볼 수 있다.

캐나다의 한 연구에서는 심장혈관질환의 발작 치료 후 직장으로 돌아온 35~59세의 남녀 972명에 대한 연구 결과, 만성적인 직업 스트레스와 긴장은 심장질환이 있었던 환자에게서 또 다른 급성 관상동맥 발작이 일어날 위험성이 2배 높았다고 하였다. 또한, 만성스트레스는 심장질환의 발현을 68%까지 올릴 수 있고, 최근 한 역학 연구에서는 총 6,576명의 남녀에 대한 7년간 추적조사에서 스트레스를 받은 사람들에서 심혈관계질환 즉 심장발작, 뇌졸중, 관동맥 우회술 등의 빈도는 행복한 사람들에 비해 50% 높았다고 하였다. 이처럼 스트레스는 심장병의 발병 그리고 예후와도 밀접한 연관성이 있어 우리가 다스려야 할 중요한 위험인자인 셈이다.

스트레스는 또 이를 받아들이는 사람에 따라서 다르다고 볼 수 있는데, 성격에 따라서 type A, B 두 가지 유형으로 구분해 볼 수 있다. type A 유형은 능동적이고 경쟁적이며, 공격적인 형태로 스트레스와 꾸준히 싸워나가는 유형을 말하며, 상대적으로 type B 유형은 수동적이고, 주위 환경에 의한 스트레스를 피해나가는 유형으로 볼 수 있다.

실제로 이러한 type A 유형의 사람이 협심증이 생길 수 있는 확률이 2배 정도 높은 것으로 되어 있다. 하지만 심근경색 후의 장기 생존율은 type A 유형의 사람에서 훨씬 좋은 것으로 되어 있는데, 이는 통증 등의 협심 증상에 보다 적극적으로 대처하는 성격 때문이라고 생각해 볼 수 있다. 따라서 장기적으로 관상동맥질환의 발병 기전에 스트레스가 주는 영향은 생각했던 만큼 크지 않다는 것을 알 수 있다. 물론 협심증이나 심근경색증이 기존 질환이 있는 경우에는 스트레스에 의한 생리적인 급성 반응으로 혈압 상승이 동반되어 이차적으로 협심 증상을 유발할 수 있기 때문에 될 수 있으면 스트레스 조절을 권하고 있다.

❤❤ 스트레스가 없으면 건강한 삶을 살 수 있을까?

그렇다면, 스트레스를 전혀 받지 않는 환경에서 우리는 좀 더 건강한 삶을 살 수 있을까? 캐나다 심리학자 헤브는 1950년대 감각자극을 차단하는 감각 박탈 실험을 했다. 실험에 참가한 사람들은 좁은 실험실에서 아무런 자극도 받지 않고 기본적인 생활을 하게 됐다. 놀랍게도 3일 이상을 버티는 사람이 없었다. 스트레스가 전혀 없는 것은 오히려 건강에 해롭다고 볼 수 있는데, 적절한 긴장과 경쟁적인 생활 습관은 창의성을 높여 줄 수 있고, 질병에 대한 저항력도 높여 준다.

스트레스란 어떤 의미에서 아주 주관적인 상황 설정이라고 볼 수도 있다. 적극적으로 즐기거나 때로는 빨리 포기해 버리는 융통성이 자신을 스트레스로부터 보호하는 유일한 방법일 수 있지 않을까 싶다. '피할 수 없으면 즐겨라!' 스트레스는 받아들이는 사람에 따라서 그 크기와 반응이 전혀 다를 수 있으나 스트레스 없이 문명화된 시대를 살아갈 수는 없다. 늘 긍정적인 사고를 가지고, 새롭게 꿈꾸고, 다시 시작할 수 있는 역동적인 마음 자세, 스트레스를 즐기는 것만큼 건강하고 창조적인 삶의 방법은 없다. 스트레스에 대처하는 긴급 처방을 몇 가지 알아보자.

휴식을 취하면서 혼자 조용히 시간을 보낸다. 부정적인 생각을 없애고, 명확한 사고와 평온, 그리고 창의력을 회복하는 것이 중요하다. 산책을 하거나 조용히 책을 보고, 물 속에 몸을 담근 채 휴식을 취하는 것도 좋은 방법이다. 최근에 많이 추천되는 이완법은 편안한 자세로 조용히 앉아있거나 눈을 감고 근육을 풀면서 어떤 단어나 구절을 골라서 마음속으로 반복해서 되풀이 하는 것이다. '사랑한다, 버린다, 믿는다' 이러한 이완법은 스트레스에 대한 생리학적 해독제 역할을 하여 체내 반응을 안정시킨다. 모든 일을 자신이 해야 직성이 풀리는 사람은 과감히 일을 남에게 떠넘기고, 쉬어 보라. '내가 아니어도 세상은 화가 날 정도로 너무나 잘 돌아가게 되어 있다.'

건강식을 하면 스트레스 해소에 도움이 된다. 곡물로 만든 빵 등에는 필수 아미노산인 트립토판이 많이 함유되어 있는데, 이는 체내에 신속히 흡수되어 세로토닌 분비를 증가시키고, 진정작용을 한다. 칼륨이 많이 들어 있는 오렌지, 견과류, 콩, 우유 등은 신경 전달 물질의 활동을 원활하게 하여주고, 시금치 같은 녹색 야채, 땅콩, 맥아 등에는 스트레스에 대항하는 필요한 광물질인 마그네슘이 많이 들어 있다.

스트레스 대처 방법 중에 가장 좋은 방법은 운동이다. 운동은 생리적 반응으로 증가된 스트레스 호르몬을 적절하게 사용하고,

뇌를 진정시키는 작용을 한다. 또한 긴장된 근육을 이완하면서 정
신적으로도 안정감을 가져다 준다. 운동 직후 목욕이나 술 한 잔
을 하는 것도 스트레스를 이겨내는 좋은 방법이다.

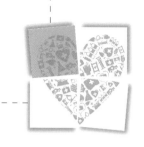

술은 심장에 보약일까, 독약일까?

♥♥ 술이 갖는 두 개의 얼굴

술은 고대부터 정신적인 활력제로 널리 이용되어져 왔으나, 20세기에 들어서 의학적·사회적으로 큰 문제가 되어 왔다. 음주는 여러 가지 생활습관성 병들과 밀접한 관계가 있으며, 그 위험성과 함께 유용한 면도 있어서 음주의 장기 효과를 평가하는 것은 어렵다.

'불타는 물'(수불－수울－수을－술), 술이 언제부터 있었는지는 분명하지 않으나 인류의 기원과 함께 자연적으로 생겨 지금까지 다양하게 발전해온 것으로 보고 있다. 신화 속 술의 신인 그리스의 디오니소스, 로마의 박카스가 사람에게 술 빚는 법을 가르쳤다고 전해진다. 하지만 술은 인류가 지구상에 나타나기 훨씬 이전부터 자연발생적으로 존재했으리라는 설이 유력하다.

우리나라의 술의 기원은 한국인들 마음 속의 감성적인 정(情)의 기원과 일치한다.

우리나라의 문헌으로 술 이야기가 최초로 등장하는 것은 동명성왕 건국담 속의 이야기다. 하백의 세 딸 유화, 선화, 위화가 더위를 피해 청하(지금의 압록강)의 웅심연에서 놀고 있었다. 이때 천제(天帝)의 아들 해모수가 세 처녀를 보고 그 아름다움에 도취되어 신하를 시켜 가까이 하려고 하였으나 그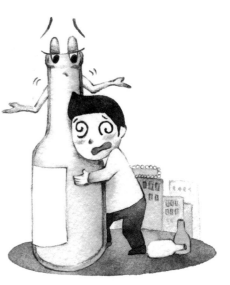들은 응하지 않았다. 그 뒤 해모수는 새로 웅장한 궁궐을 지어 그들을 청하였는데, 초대에 응한 세 처녀가 술 대접을 받고 만취한 후 돌아가려 하자 해모수는 앞을 가로막고 자신의 마음을 하소연하였으나 세 처녀는 달아났다. 그 중 유화가 해모수에게 잡혀 궁전에서 잠을 자게 되었는데 정이 들고 말았다. 그 뒤 주몽(朱蒙)을 낳으니, 이 사람이 동명성왕(東明聖王)으로 후일 고구려를 세웠다 전해진다.

'한국인은 모이면 마시고, 취하면 싸우고, 헤어진 후 다음날은 다시 만나 웃고 함께 술을 마신다.'

각 나라마다 다른 음주 문화는 인류 역사의 문화 발전에 적지 않은 영향을 주었다. 예로부터 잘 마신 술은 약이 되고, 식욕과 기분을 돋우어 세상을 살아가는데 인간관계 형성을 위한 중요한 역할을 했다.

♥♥ 술은 독약일까, 보약일까?

'적당량의 술은 보약이고, 많은 양의 술은 독약이다.' 따라서 술은 마시는 습관에 따라서 몸을 보호할 수도 있고 해칠 수도 있다.

술이 관상동맥 심장질환을 예방한다는 근거는 프렌치 패러독스 현상에서 찾아볼 수 있다. '프렌치 패러독스'란 프랑스인들이 미국인 못지않게 고지방 음식을 많이 먹지만 심장병에 덜 걸리는 현상을 말한다. 55세부터 64세의 미국과 프랑스 사람들을 대상으로 한 역학 조사에서 심장질환 사망률과 술 소비량의 상관관계를 비교해 보았더니, 와인 소비량이 많은 나라일수록 사망률이 낮다는 연구결과가 나왔다. 심장병 사망률이 미국의 경우 인구 십만 명당 182명인데 비하여 프랑스인들은 102~105명 수준이었다. 세르쥐르노 교수의 말에 의하면, 하루 2~3잔의 와인이 프랑스인들의 심장병 사망 위험을 40% 정도 감소시켰다고 하였다.

건강에 좋은 '적정량의 술'이란 술의 종류에 따른 알코올 함량은 1L당 맥주는 40g, 와인은 120g, 소주는 250g이다. 일반적으로 맥주 컵 1잔, 포도주 1잔, 소주 1잔이 대략 알코올 10g을 포함하고 있으니 우리가 말하는 적당한 음주란 알코올 함량이 20g 이하라고 보면 된다. 이 정도의 적정량만 섭취할 경우 혈중의 좋은 콜레스테롤(HDL)을 증가시키고, 성별에 관계없이 40~70% 정도의 관상동맥 발생을 감소시키며 사망률도 감소한다. 하지만 우리의 음주 문화를 고려하면 적정량의 음주란 거의 불가능하다고 볼 수 있다.

지나친 과음은 혈압을 올리고, 혈중의 중성 지방을 증가시켜서 심혈관질환의 위험율을 높인다. 특히 과량의 습관적인 음주는 심장 근육을 직접 파괴하여 울혈성 심근증을 만들어 심부전증에 이르게 되며, 심근 손상 정도는 대체로 음주량에 비례해서 나타난다. 이러한 확장성 심근증은 나쁜 종류의 부정맥을 만드는 배지가 된다. 흔히 발작성 심방세동이 갑자기 생겨 심한 두근거림과 순간적인 뇌졸중의 빈도가 증가하기도 한다. 과다 알코올에 의한 심한 확장성 심근증의 경우, 심실빈맥이나 심실세동 같은 위험한 부정맥도 유발시킬 수 있다. 그 외에도 과음은 뇌출혈과 알코올성 급성간염과 연계되어 갑자기 죽음에 이르게 되는 경우도 있다.

결국 적당량의 음주는 심장혈관질환을 예방하는 좋은 보약이 되지만, 지나친 음주는 고혈압, 뇌졸중의 문제를 일으키며, 급성 간질환, 만성 심근질환 등이 생기고, 나쁜 부정맥과 관련되어 있어서 치명적인 독약이 될 수밖에 없다.

♥♥ 적과의 동침, 음주와 심장병

음주와 고혈압의 발생 및 고혈압의 정도 등이 밀접하게 관련이 있다는 연구가 많다. 특히 동양 사람의 경우(일본 연구), 소량의 음주에도 혈압이 상승할 가능성이 높아 알코올의 승압 작용이 미국 사람들보다 예민하다는 것을 밝혔다.

다량의 알코올 섭취는 인슐린 저항성을 증가시켜서 당대사 능력을 악화시킨다고 알려져 있으나, 최근 미국의 역학 연구에서는 소량의 알코올 섭취가 인슐린 저항성을 개선하고 혈중 인슐린 레벨을 저하시킨다고 하였다. 하지만 다량의 음주는 당뇨병을 악화시키는 인자로 알려져 있으며, 비음주자에 비해서 2~3배 당뇨병이 생길 위험이 높았다. 그렇다면 알코올 섭취의 인슐린 저항성 개선 효과와 당뇨병의 발생에 미치는 위험인자 역할을 어떻게 설명할 수 있을까? 일본에서 진행된 대규모 역학 연구에서는 하루에 20g 이상의 많은 양의 알코올을 섭취할 경우에는 당대사 장애의 유의한 위험인자가 되지만 20g 미만의 소량 알코올은 반대로 인슐린 저항성을 개선하고, 당대사 장애를 억제한다.

알코올에는 지질대사를 개선하는 작용이 있다. HDL 콜레스테롤 수치는 증가하고 LDL 콜레스테롤은 감소했다. 한편 혈중의 중성 지방수치는 알코올 양에 대해서 U자형 관계를 보여, 10~29g/일의 알코올 양에 가장 낮은 수치를 보였다.

음주는 고혈압과 밀접한 관계가 있기 때문에 뇌졸중과도 밀접하다. 1961년 일본에서 시행된 대규모 역학 연구에 의하면, 음주군에서 뇌출혈의 빈도가 높았으며, 섭취하는 알코올 농도에 비례해서 증가했다. 소량의 음주군은 1.4배, 다량의 음주군은 1.7배

뇌출혈의 빈도가 높았으며, 고혈압이 동반된 경우에는 2~3배로 그 위험이 급격히 증가하였다. 즉 음주 습관이 있는 고혈압 환자는 고혈압을 기반으로 진행하는 뇌의 세동맥 경화가 알코올에 의해서 출혈 경향이 더해지면서 뇌출혈의 위험이 대폭 증가할 가능성이 있다고 볼 수 있다. 하지만 음주 레벨과 뇌경색의 관계를 보면, 고혈압의 유무에 관계 없이 소량의 음주군에서 뇌경색의 발생율이 현저히 낮았으며, 특히 고혈압 환자에서는 예방 효과가 커서 다량의 음주군과 비교하면 위험은 거의 반으로 줄었다. 즉 고혈압이 있는 환자에서는 소량의 음주가 뇌경색을 예방하는 작용이 있다고 볼 수 있다. 하지만 다량의 음주는 부정맥, 심근증, 당뇨병의 증가 및 뇌출혈이 발생하며, 소량 음주의 예방 효과를 상쇄시킨다.

알코올 섭취는 소화관, 간장, 유선 등 여러 악성 종양과 밀접한 관련이 있다. 알코올 섭취량이 늘어나면 악성 종양으로 사망할 위험이 용량의존형으로 증가하였다. 음주가 생체에 주는 영향은 매우 다양하며, 인종에 따라서도 다르다. 음주야말로 늘 지나치지 않게 겸손하고 절제된 습관을 요구한다.

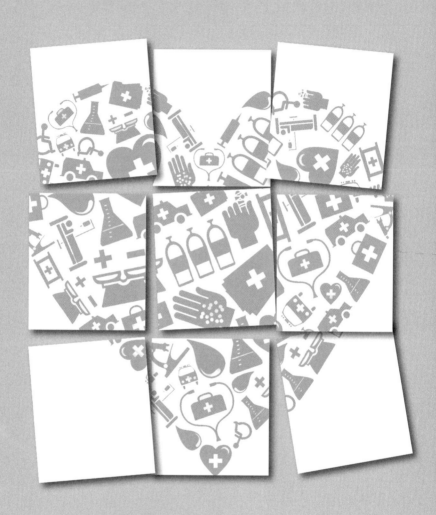

장 심장재활, 행복하고 건강한 삶을 위한 필수 치료

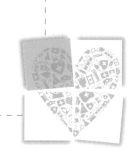

죽음의 문턱에서
새로운 삶을 찾았어요

초겨울의 어느 새벽, 56세, 남자 윤○○ 씨는 죽을 듯한 극심한 흉통에 잠에서 깨어 119를 타고 응급실에 내원하였다. 급성 심근경색으로 진단되어 응급으로 스텐트 시술을 받은 후에 입원치료를 받았다. 갑자기 찾아온 병으로 자신의 건강에 대해 더 나아가서는 앞으로 사회생활에 대한 자신감도 잃은 상태다.

무엇보다도 앞으로의 건강 관리가 더욱 중요하다. 윤 씨의 경우 심근경색증이 발생한 원인이 하루 1갑 이상의 흡연, 잦은 음주 및 직장에서의 경쟁적인 스트레스 등이었다. 지병으로는 고혈압, 고지혈증이 있었고 평소 운동을 거의 하지 않는 불규칙적인 생활 습관 때문에 신장 177cm에 체중은 93kg의 고도 비만, 특히 복부 비만이 심하게 동반되어 있었다.

50대의 젊은 급성심근경색증 환자 윤○○ 씨에게 스텐트 삽입술만으로 끝난 것이 아니라, 앞으로 정상적인 사회생활로의 복귀, 궁극적으로는 질병의 재발 방지를 위한 심장재활 프로그램이 필수적이다. 우선 입원 중 심장재활 코디네이터가 환자를 개인 면담한 후 개인별 맞춤 전략을 수립한다. 여기에는 개인이 갖고 있는 위험인자를 각각 분석하여 목표를 설정한 후 금연, 체중 조절, 음식 조절, 운동, 약물 및 질환에 대한 교육 그리고 스트레스 관리가 모두 포함되는 포괄적 치료 전략을 수립하는 것이다.

이를 위하여 심장내과 전문의, 심장재활 전문의, 정신건강의학과 전문의, 영양사, 간호사 및 운동 처방사 등 다양한 분야의 전문가들이 동시에 환자 관리를 시작하고, 입원 당시부터 퇴원 그리고 장기간에 걸쳐서 재활 프로그램을 수행한다. 통상적인 심장재활 프로그램은 1주일에 3회씩, 12주간(3개월) 총 36번을 수행하도록 되어 있다. 젊은 연령의 고위험 환자이기에 철저한 관리가 필요했다. 우선 체중 감량(10Kg), 금연, 짠 음식 덜 먹기, 적절한 강도의 유산소 운동 및 근력 운동 병행, 식사일지를 통한 식이 습관 관리, 약물 복용에 대한 철저한 교육, 위험인자 관리가 시작되었다. 마지막으로 설문지를 통해서 심장병에 대한 불안감, 이로 인한 우울증이 발견되어 정신건강의학과 의료진의 진료를 병행하여 심리적 스트레스를 같이 조절하였다.

약속된 12주가 지난 후, 환자는 환자 자신의 변화에 대하여 대단히 만족하였다. 퇴원 후 36번의 방문이 쉽지 않았지만, 그 기간 동안 각종 위험 요소들이 대부분 목표치 수준으로 호전되었고 운동 능력은 마치 심장병이 없던 환자처럼 정상 수준으로 회복되어 몸의 변화에 따라 마음도 같이 회복되면서 우울감과 불안증 역시 호전되었다.

우리나라에서는 생소한 심장재활

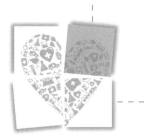

심장재활(cardiac rehabilitation)이란 심장의 회복을 돕는 행위를 말하는 것으로 초기에 심장재활 프로그램은 심근경색 환자가 '의자에 앉아보기'로부터 시작되었다. 1960년대 중환자실에서 심전도 모니터링이 시작되면서 최소한의 움직임을 권장할 수 있게 되었으며 이것은 심장재활을 발전시키는 계기가 되었다.

심장재활이란 단어가 다소 생소하게 느껴질 수도 있을 것이다. 하지만 미국이나 유럽 여러 나라에서는 심장재활 분야를 표준 치료 방법으로 인정하여 심장환자의 회복을 돕고 질병의 재발을 방지하며 궁극적으로는 생명을 유지하는데 많은 도움을 주고 있다. 결국 심장재활은 심장질환 환자의 신체적·정신적·사회적 기능을 가능한 최적의 상태로 만들기 위해 회복을 도와주고 재발 위험을 방지해 안전하고 행복한 삶을 살 수 있도록 도와주는 종합적인 프로그램을 말한다.

심장병은 질병이 발생하고 난 후 위험인자들을 잘 관리하지 못할 경우, 나쁜 습관에 의해서 병은 다시 재발할 가능성이 크다. 더욱이 바쁜 현대 사회에서 누구의 도움 없이 스스로 건강을 관리하기란 쉽지 않은 것이 사실이기 때문에, 심장병 치료 후 심장재활 프로그램은 환자의 생활 습관 개선을 위한 필수적인 프로그램이라고 볼 수 있다.

필자가 근무하는 심장병원에서는 국내에 심장재활 프로그램을 처음 도입하여 최근에는 가장 활발하고 효율적인 시스템을 구축하였다. 그래서 많은 환자들의 심장병 치료 후 삶의 질 향상 및 질환의 재발 방지를 위해서 노력하고 있다. 이미 심장질환이 있는

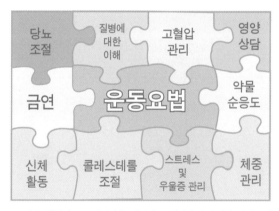

심장재활 프로그램은 궁극적으로 심장병을 예방하고 심장병이 발병한 환자들에게 위의 그림과 같은 다양한 위험인자 관리를 포함한 운동 등을 이용하여 시행하는 개인별 종합 관리 프로그램으로 심장의 기능을 회복시키고 재발을 방지하여 사망률을 줄이는 것이다.

환자뿐 아니라, 심장질환의 위험이 높은 환자들에게 적용하여 약 3,000여 명이 넘는 환자들이 본원 심장재활 프로그램을 통하여 우수한 치료 효과를 경험하고 있다.

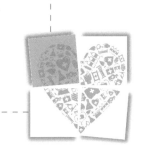

심장재활의 목적과 효과

심장재활은 단기적으로 환자가 빠른 시일 안에 일상생활을 재개할 수 있도록 환자와 그 가족들에게 병의 경과를 교육하며 조기 회복기에 심리적인 도움을 주는데 초점을 두고 있다. 장기적으로는 심장질환의 악화에 영향을 줄 수 있는 위험인자들을 발견하여 치료하고 건강한 생활 자세에 대한 재교육으로 환자의 예후를 호전시키며 몸이나 육체적·정신적 상태를 최적화하여 사회에 빠른 시일 내에 복귀할 수 있도록 도움을 주는 것이다.

심장재활 프로그램에는 운동요법, 위험인자 조절, 행동 수정(금연, 식이요법, 생활 습관 및 스트레스 관리), 정신 심리 상담 등이 포함된다. 현대 의학의 발달로 병의 치료 방법은 꾸준하게 성장해 왔다. 하지만 많은 환자들이 죽음의 위기를 넘기고도 다시 같은 질환이 재발되어 병원을 찾는 것을 보면 치료 후 지속적인 관리가 얼마나 중요한지를 알 수 있을 것이다. 치료 후의 적극적인 관리 프로그램인 심장재활 치료는 재발의 위험성을 많이 낮출 수 있는 것으로 되어 있다.

최근 심장재활 효과에 대한 연구 결과에 따르면 관상동맥 스텐트 삽입술을 시행 받은 2,375명의 환자들을 대상으로 평균 6.3년 정도 추적한 결과 한번이라도 심장재활 프로그램에 참가한 경우, 그렇지 않은 환자군보다는 무려 47% 정도의 사망률 감소 효과를 보여 주었다. 이런 효과는 남녀노소 모든 집단에서 효과가 입증되었다. 이외에도 스텐트 삽입 환자, 관상동맥우회로 수술 환자, 협심증 및 심근경색증 환자 등에서 모두 재발 감소 및 사망률 감소를 입증함으로써 미국심장학회나 해외학회 등에서는 심장재활 치료를 반드시 시행하도록 권고하고 있다.

심장재활 프로그램 참여시 좋은 점

1. 심장수술이나 시술 후 재발률 감소
2. 증상(가슴통증이나 호흡곤란, 피로감) 감소
3. 불안감이나 우울감 경감
4. 체중 감량
5. 운동 능력(근력과 근지구력) 향상
6. 고혈압과 고지혈증 개선
7. 심장병에 대한 이해와 지식 증가
8. 삶의 질 개선
9. 재입원율 및 의료비용 감소
10. 직장이나 여가 활동으로의 빠른 복귀
11. 심장질환으로 인한 사망률 감소(20~50%)

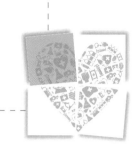

심장재활이 필요한 환자

미국심장학회나 미국심폐재활협회 등에서는 다양한 종류의 심장질환에 대해서 심장재활 프로그램을 반드시 실시하도록 권유하고 있다. 그 중 심장재활이 필요한 환자는 협심증이나 심근경색을 앓거나 그로 인해 스텐트 삽입이나 관상동맥 우회술을 받았던 환자, 판막질환 수술을 한 환자, 심부전이나 선청성 심질환을 앓은 환자, 심장이식 환자, 말초혈관질환 환자, 그리고 비만이나 운동 부족, 흡연 등의 위험인자를 가지고 있는 심장질환 고위험 환자 등 매우 다양한 환자들이 대상이 될 수 있다. 심장재활 프로그램은 시술이나 수술 후 기간에 따라 3단계로 나눌 수 있다.

심장재활 프로그램의 단계

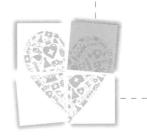

1단계 : 심장질환의 예방

심장재활 프로그램의 1단계는 심장질환의 예방이다. 앞에서 설명한 심장혈관질환의 위험요인인 고혈압이나 당뇨 등은 심장질환을 높이는 아주 위험한 요소들이다. 하지만 아직 질병이 나타나지 않았다면 나쁜 생활 습관을 개선함으로써 충분히 심장혈관질환의 발현을 예방할 수 있다. 1단계는 이러한 위험인자들을 인지하고 개선하기 위한 노력이라고 할 수 있다. 규칙적인 운동, 스트레스 관리, 적절한 식생활 습관 등으로 충분히 예방할 수 있다.

2단계 : 입원환자 프로그램

심장재활 프로그램의 2단계는 입원환자 프로그램이다. 전반적인 교육을 받고 심장재활 프로그램에 본격적으로 몰입하는 시기이다. 주치의의 동의 하에 운동이 권장된 모든 입원 환자들을 시술이나 수술 이후 가급적 조기에 신체활동을 평가하고 일상생활을 재개할 수 있도록 하며, 병에 대한 전반적인 이해와 지식을 증진시키고, 마지막으로 병이 재발하지 않도록 위험요인에 대한 교육과 퇴원 후 신체활동에 대한 가능성을 평가하는데 기초가 되는 중요한 단계라고 할 수 있다. 이 시기에는 개인별 맞춤 치료 전략이 수립되는데, 개인의 위험 요소, 질환의 상태 및 중증도, 치료 방법 그리고 예후 등에 따라서 개별적으로 접근하고 있다.

3단계 : 외래환자 프로그램(퇴원 2주~12주)

심장재활 프로그램의 3단계는 외래환자 프로그램이다. 개인별로 평가되고 수립된 치료 전략에 따라서 안전하고 효과적인 운동 및 신체활동을 참가하도록 돕고 임상적으로 환자를 악화시킬 수 있는 요인들을 분석하여 관찰·관리를 통해 의학적 관리를 돕는데 있다. 또한 환자가 가진 직업 또는 여가 활동으로 복귀시켜 궁극적으로 환자가 일상생활로 돌아갈 수 있도록 하는데 목적이 있다. 더불어 프로그램 효과를 극대화하기 위해 환자뿐 아니라 가족들에 대한 교육도 한다. 현재 환자가 가지고 있는 신체적, 심리적, 사회적 기능을 정확하게 평가하고 이러한 평가를 토대로 앞으로의 전체적인 계획이 설계되어 진행된다. 다양한 위험인자 관리뿐 아니라 심장재활에 성공하기 위해서는 무엇보다 '규칙적인 운동'과 '균형 잡힌 식사'가 가장 중요하다.

통상적으로 퇴원 후 1주일에 3번씩, 총 12주간 시행되는 프로그램으로, 총 36번의 심장재활 프로그램이 수행된다. 이 시기에 환자들은 심장재활 전문 클리닉 진료, 영양사 상담, 심리 중재(우울증 및 불안증 등), 질병 교육 및 이해, 그리고 개인별로 처방된 운동요법을 차례로 시행하게 된다. 철저하게 '개인별 맞춤 전략'이 '예방부터 재활까지, 포괄적인 치료'를 시행 받게 된다.

4단계 : 장기 유지요법(12주 이후부터 계속)

3단계에서 이루어진 개인별 맞춤 치료의 심장재활 프로그램을 지속적으로 유지하는 것이다. 병원에 자주 오기 힘들거나 거리가 멀 경우 혹은 집에서 스스로 시행이 가능할 경우, 프로그램이 진행되는데 정기적으로 심장재활 클리닉에서 체크만 받으면 된다. 스스로 관리하거나 지역사회 대학이나 보건소 같은 시설을 이용하거나 집 근처 운동센터 등을 이용하여 규칙적이고 정확한 운동을 시행하고 다양한 여가 활동을 포함한 신체 활동을 권장하며, 식사일지나 활동량 측정기 같은 기구를 이용하여 식이 습관 및 생활 습관 관리를 수행할 수 있다.

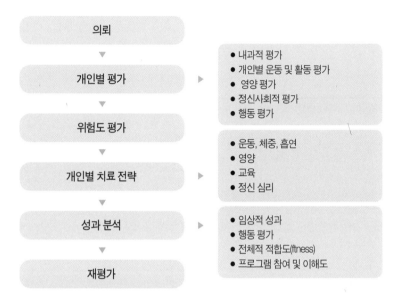

서울아산병원 심장재활 프로그램의 흐름도이다. 먼저 환자가 입원하면 심장재활 프로그램에 의뢰가 되고 이에 개인별 맞춤형 전략 수립을 위한 개인별 위험도 및 의학적 평가가 시행되고 이에 따라 개인별 치료 전략을 수립한다. 통상적으로 12주간의 기간 동안 개인별 치료 전략이 수행되어 성과 분석을 통한 재평가가 이루어진다.

심장병 환자의 운동

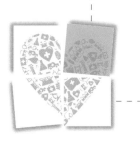

    심장병을 앓고 있거나 앓았던 병력을 가지고 있는 사람들은 운동에 대한 막연한 불안감과 두려움이 있는 경우가 많아서 오히려 운동을 해야 함에도 불구하고 하지 않음으로써 심장질환이 더 악화되는 경우를 종종 볼 수 있다. 물론 개인별 질환의 종류, 중증도, 치료 방법 그리고 예후 등에 따라서 운동의 방법, 시간이나 강도 등을 조절해야 하므로 무조건적으로 열심히 하는 운동 또한 위험할 수 있다. 따라서 이런 경우 반드시 검증된 의료진의 검사 및 조언하에 시행되는 것이 좋고 정기적으로 체크를 받아야 한다.

    규칙적이고 적당한 운동의 심장병 예방 효과에 대해서 알아보자.
첫째, 심폐지구력 및 호흡기능을 개선시킬 수 있다. 규칙적인 호흡 작용을 통해 심장이 1회 박출할 수 있는 혈액의 양이 많아져 여러 번 일을 해야 하는 심장에 부담을 줄일 수 있고, 산소를 이용할 수 있는 능력이 좋아진다. 간단하게 설명을 하면 어쩌다가 등산을 한 사람은 가슴이 두근거리고 숨이 차고 다음 날까지 힘들지만, 규칙적으로 산을 오른 사람은 전혀 힘들지 않다고 얘기하는 것과 같다.

둘째, 관상동맥 위험요인인 혈액 내 나쁜 콜레스테롤(저밀도지단백 LDL)을 감소시키고, 좋은 콜레스테롤(고밀도지단백 HDL)을 증가시켜 혈관 내에 콜레스테롤이 쌓이지 않고 간으로 이동할 수 있도록 도와준다. 또한, 혈중 중성 지질 수준을 낮춘다는 연구 결과도 많다. 따라서 혈관 내 콜레스테롤 축적과 같은 동맥경화를 일으키는 위험요인들을 조절하여 협심증의 발생을 예방하고, 진행을 지연시키는 데에 큰 도움을 줄 수 있다.

셋째, 심장병의 발병률과 사망률을 감소시킬 수 있다. 최근 미국의 하버드대학 보건대학원에서 나온 연구 결과를 보면 일주일에 2시간 30분 정도만 운동을 해도 협심증, 관상동맥질환 등 심장질환에 걸릴 위험을 14% 정도 낮추는 것으로 나타났다. 또한, 연구진들은 일주일에 5시간 정도 운동을 하면 심장병에 걸릴 위험이 20% 낮아졌고, 운동 시간이 12시간 30분이면 25% 정도 낮추는 것으로 나타났다고 밝혔다. 운동 시간을 2시간 30분에서 2배로 늘리면 심장병에 걸릴 위험이 6% 낮아졌고, 5배로 늘리면 11% 낮아진 것이다. 평소 운동을 하다가 운동 시간을 더 늘린 사람보다 운동을 하지 않다가 새로 운동을 시작한 사람에게서 심장병 예방 효과가 더 크게 나타난다는 사실이 확인된 것이다. 이 연구에서는 또한 시간을 내어 달리기와 걷기 등과 같은 운동을 할 수 없다면, 일상생활에서 엘리베이터를 타는 대신 계단을 오르거나 식사 뒤에 산책을 하거나, 공원에서 아이들과 노는 것과 같은 활동도 심장병에 걸릴 위험을 낮추는 것으로 나타났다.

넷째, 불안과 우울을 감소시킬 수 있다. 심장병 환자에게서 20%가 심각한 우울증을 경험하고, 환자들의 5~10%가 불안감을 갖고 있다고 호소한다. 그러한 불안과 우울은 운동을 하면 뇌에서 분비되는 호르몬과 신경전달 물질들로 인해 기분이 호전될 수 있다.

다섯째, 삶의 질을 증가시킬 수 있다. 규칙적인 운동은 심폐기능과 체력을 강화시켜 전반적인 삶의 질을 증가시킨다.

여섯째, 직업이나 여가, 스포츠 활동에서의 신체적 수행력을 증진시킨다.

마지막으로 규칙적이고 적당한 운동은 심장질환의 예후를 개선하여 재발률, 재입원율 및 사망률을 감소시킬 수 있다.

♥♥ 입원 환자의 운동

입원 환자는 심장재활 프로그램을 통하여 얻을 수 있는 이점이 매우 많다. 심장재활 프로그램은 입원 중 침대에 누워 있으면서 생기는 생리적, 심리적 문제를 감소시키며 환자의 임상적 상태를 평가하는데 도움을 준다. 또한 환자가 안전하게 일상생활로 복귀하도록 도와준다.

심장재활 프로그램은 일반적으로 처음에는 일상에 필요한 간단한 동작을 하다가 약간의 도움을 받으면서 또는 혼자서 걷는 운동으로 구성된다. 운동 강도(심근경색을 경험한 환자는 심박수 120회/분 또는 안정시 +20회/분, 심장 수술을 한 환자는 안정시 심박수 + 30회)는 증상이 나타나지 않는 범위여야 한다. 3분에서 5분 정도 걸리는 운동을 반복적으로 하며, 운동과 운동 사이에는 천천히 걷거나 완전히 휴식한다. 운동 횟수는 하루에 3~4회가 적당하며, 운동 시간은 10~15분까지 증가시키도록 한다.

♥♥ 퇴원 환자의 운동

회복기 운동은 빠른 회복과 체력 저하를 예방한다. 회복기는 심장이 안정을 되찾고 시술이나 수술 시 손상 받은 상처 부위가 회복되는 기간이다. 회복기에 무리한 운동은 흉통을 유발하기 쉬우므로 유의해야 한다. 가벼운 활동 위주의 운동을 하는 것이 좋고 등산이나 사람이 많은 곳에서 하는 운동은 아직 위험하므로 주의해야 한다. 또한 러닝머신 같이 기계를 이용한 운동 또한 자제하는 것이 좋다. 걷거나 고정식 자전거 타기를 한번에 장시간 동안

하기보다는 짧은 시간 동안 쉬엄쉬엄 하다가 점차적으로 시간을 늘려나가는 것이 바람직하다.

🖤💜 퇴원 후, 본격적인 운동

적정한 강도의 운동이 매우 중요하며 심장재활 프로그램에서는 심폐기능 검사를 통한 결과를 바탕으로 운동 중 심장과 혈압의 변화를 미리 확인한 후 운동하는 것이 가장 안전하므로 이에 근거하여 개인별 운동을 처방할 수 있다. 만약 이러한 검사가 시행되지 않은 상태에서 운동을 해야 한다면, '약간 힘들다'고 느껴지는 강도가 좋다. 너무 무리하여 '힘들어야 운동이 된다'는 고정관념은 버려야 하는데, 과격한 운동은 오히려 심장에 위험할 수 있다.

맥박 측정이나 관찰이 가능하다면 최대 맥박의 55~90% 정도의 강도가 적당하다. 최대맥박은 통상적으로 220에서 자신의 연령을 뺀 값이다(최근에는 맥박 측정 기구가 시판되므로 이를 이용하는 것도 좋다). 시간은 일주일에 3~5번 정도로, 운동 시간은 30~60분이 적당하다. 주로 빠르게 걷기, 조깅 및 가볍게 뛰기, 수영, 에어로빅 체조, 계단 오르기 등이 권장되며, 위에서 언급한 대로 적당한 강도의 운동이 적당한 시간 동안 시행되어야 가장 효과적이다. 또한 운동 중 심박수를 일정하게 유지하는 운동 형태가 좋은데, 골프, 배드민턴, 탁구 등은 심박수를 일정하게 유지하기 어렵기 때문에 여가활동으로 가볍게 즐기는 것이 좋다.

시술 후 8주 이상 지났을 경우 근력과 근지구력을 향상시킴으로써 일상생활에 필요한 기능을 수행할 수 있는 능력을 더욱 향상시키는 것이 중요하다. 과거 심장질환 환자에게 근력 운동은 금기시되었지만, 최근에는 근력 운동을 통한 심장질환의 예방과 재활효과가 입증되어 비교적 저강도에서 중강도로 10~15회 반복적으로 1주일에 2~3회씩 실시할 수 있다.

심장에 가장 직접적인 도움이 되는 운동은 유산소 운동이지만, 근력 운동을 병행함으로써 기초대사량을 높일 수 있으며 에너지 소모를 증가시킬 수 있게 되고, 신체활동에 더욱 자신감을 가질 수 있게 된다. 심근경색 후 최소 5주, 관상동맥우회로 수술 후 최소 8주, 그리고 스텐트 삽입술 후 최소 2주 후부터 시행될 수 있다. 처음에는 본인의 능력에 맞는 운동 처방을 받기 위해서 심장재활 프로그램의 도움을 받을 것을 권한다.

심장병의 가장 안전하고 오래된 치료법, 올바른 식습관

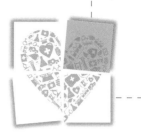

　운동 못지않게 중요한 것이 바로 식습관이다. 심장병으로 병원에 입원한 환자들은 병원 식사에 난색을 표한다. 현대인들은 자극적인 맛에 길들여져 있는데, 병원 밥이 맛이 없는 것은 심장에 치명적인 영양소인 포화 지방산, 트랜스 지방산, 나트륨, 단순당이 적게 들어 있기 때문이다. 이러한 영양소들이 들어가는 것은 대부분 기름지고 짜기 때문에 더욱 입맛이 당기고 맛있는 것이다. 맛있는 것은 몸에 나쁘고 맛없는 것이 몸에 좋은 경우가 많다. 아무튼 싱겁게 먹는 것이 좋다.

　미국심장학회에서는 건강한 식사와 생활 습관이 심장병과의 싸움에서 가질 수 있는 가장 최선의 무기라고 할 정도로 식사요법을 강조하고 있다. 또한 심장병이 있는 사람들에게 있어 삶을 연장시키는 데 도움이 되는 간단한 생활 양식으로 제시한 7가지 단계 중 5가지 항목—건강한 체중 유지, 건강한 식사, 혈압, 콜레스테롤 및 혈당 관리—이 모두 식사와 깊은 관련이 있을 정도로 식사요법은 심장병 환자들에게 중요한 의미를 갖는다. 요즘엔 그 어떤 분야보다 심장병에 대한 연구가 매우 활발하게 이뤄지고 있고 좋은 약들도 많이 개발되어 과거 식사 위주로 치료하던 때에 비하면 그 중요성에 대한 인식이 다소 부족해진 듯하다. 그러나 고지혈증, 당뇨, 과체중, 고혈압 및 운동과 식사요법에 관한 연구에 의하면 식사조절과 약의 효과가 비슷한 수준으로 효과적으로 호전시키는 결과를 보여주고 있어 식사요법이 심장병에 있어 여전히 중요한 역할을 한다는 것을 의미한다.

심장병이 있는 환자들을 대상으로 영양 상담을 하면 여러 경로를 통해 어느 정도 본인만의 식습관을 갖는 환자분들이 많다. 하지만 그러한 정보들은 개인의 영양상태를 고려하지 않은 일반화된 상식이거나 검증되지 않은 정보들로 인해서 때로는 영양 과잉 등 오히려 심장질환에 나쁜 영향을 주는 식습관을 가지고 내원하는 경우가 있다. 자신의 건강 상태에 따라 전문영양사를 통한 개별화된 영양교육을 통해 건강도 유지하면서 질환 치료에 도움을 받는 것이 매우 중요하다.

심장병에서 권장하는 식사요법은 어느 한 가지의 식품이 해결책으로 사용되는 것이 아니라, 식습관을 포함한 전반적인 생활 습관 개선을 요구한다. 약식동원(藥食同源)이라는 옛말처럼 음식은 약 이전에 몸을 보해야 할 보약처럼 인식될 필요가 있으며 식사요법 또한 전반적인 생활 습관을 개선하고 규칙적이고 균형된 식사와 염분 및 지방 제한이라는 가장 기본적인 원칙을 바탕으로 스스로의 노력이 꼭 필요한 질환이다. 그 중에서도 가장 중요한 건 '나트륨'을 줄이는 일이다. 염분 섭취에 대한 중요성은 다시 강조해도 지나치지 않는다. 우리가 먹는 과자나 케이크, 많은 인스턴트 식품에도 소금은 많이 들어 있다. 어떻게 해야 소금 섭취를 줄일 수 있을까?

첫째, 식탁에서 염장 식품들을 치우자. 한국인의 밥상에는 장아찌나 젓갈, 찌개 등 염장 음식들이 주를 이룬다. 소금이 많이 들어간 염장 음식들을 식탁에서 치우고 국 또한 맑은 국으로 먹도록 한다.

둘째, 국은 반 그릇 이하로 먹자. 국에는 염분이 많이 들어가 있다. 하루 한 끼 정도는 국 대신 숭늉을 먹는 방법도 하나의 방법이다. 또 국을 먹을 때도 국물 위주보다는 건더기 위주로 먹도록 노력하자.

셋째, 염장 생선보다는 신선한 생선으로 먹는다. 생선을 소금에 절이지 않고 구워서 고추냉이 소스나 양념간장 소스에 찍어 먹으면 염분 섭취를 줄일 수 있다.

넷째, 샐러드 소스는 저염식으로 우리는 '샐러드는 야채니까'라는 생각에 안심하고 먹지만 샐러드 위에 뿌리는 소스가 오히려 고기의 지방보다 나쁠 수 있다. 샐러드 드레싱은 마요네즈 대신 저염 간장 소스나 식물성 기름을 사용한 드레싱을 이용한다.

　이외에도 콜레스테롤과 중성 지방의 섭취를 줄여야 하는데, 그러기 위해서는 계란 노른자, 메추리알, 알류, 육류, 오징어, 내장류, 새우, 마요네즈, 가공 식품 및 인스턴트 식품 등 콜레스테롤 함량이 많은 음식과 흰 쌀밥, 고구마, 떡, 빵류, 스낵류, 밀가루 음식 등의 단순당 탄수화물과 알코올 등 혈중 중성 지방 수치를 상승시키는 음식을 피해야 한다. 고기는 지방을 제거하고 가급적이면 살코기로 섭취하고 튀김이나 구이보다는 삶거나 찐 것으로 섭취하는 것을 권장한다. 또한 음료수 및 커피 프림 등에도 지방의 함량이 높으므로 주의를 요한다.

　포화 지방산이나 트랜스 지방산이 풍부한 감자튀김, 통닭, 머핀, 피자, 아이스크림, 튀긴 과자류, 라면 등도 유의해야 한다. 대신 식이섬유소가 풍부한 야채나 제철 과일(적당량), 현미밥, 적정량의 비타민과 칼슘 섭취도 반드시 필요하다. 또한 한두 잔의 포도주는 심장 건강에 도움이 된다고 알려져 있으나 과도한 음주나 음식의 칼로리가 모두 지방으로 축적될 수 있으므로 주의해야 하며, 알코올 자체의 독성이 심장에 악영향을 미칠 수 있으므로 심장질환자들은 가급적 금주를 하는 것이 좋다.

세 끼 규칙적으로 식사하기

- 되도록 천천히 먹기
- 적정량 밥, 양질의 단백질과 신선한 채소 반찬이 어우러진 균형된 식사 습관 가지기
- 밥 대신 과일, 떡, 빵, 감자, 고구마, 옥수수, 국수 등 대충 먹지 않기
- 싱겁게 먹기
- 외식할 때 미리 계획을 세우고 적정량 지키기
- 기름진 음식은 피하기(고기는 살코기로, 튀김 요리보다는 구이, 삶기, 찜으로 먹기)
- 과자, 음료수, 믹스커피 등 불필요한 간식 먹지 말고 열량이 적으면서 포만감을 주는 식품을 자주 섭취하기(녹차, 둥글레차 등 맑은 차, 채소류, 곤약)
- 규칙적으로 적당량 운동하기
- 심장재활 프로그램을 통하여 전문영양사와 식사 계획 및 식사 습관 조절하기

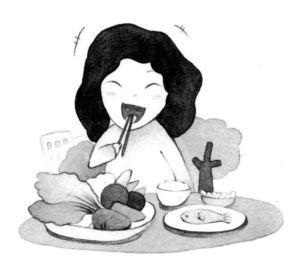

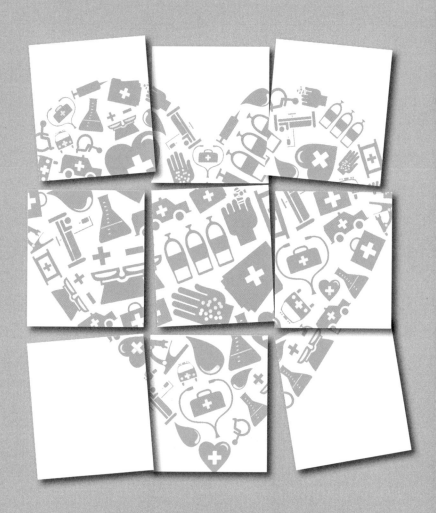

심장을 지켜주는 영양과 운동

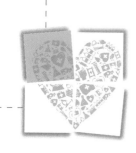

심장과 영양

심장질환을 치료하고 예방하기 위해 여러 영양 관련 연구들이 진행되어 왔고, 특정 영양소와 식품들이 도움이 된다고 알려지면서 이를 적용한 영양 권고사항이 마련되었다. 하지만 현실을 보면 영양 권고사항은 무시하고 '이 음식은 좋으니까 많이 먹자', '저 음식은 먹으면 안 되는데!'하며 특정 식품 또는 특정 영양소 섭취에만 신경써 균형 잡힌 식사를 못하는 경우가 많다. 우리는 다양한 음식을 먹어야 하기 때문에 특정 음식만을 많이 먹거나, 적게 먹는 것만으로는 병을 제대로 관리할 수 없다. 오히려 특정 영양소 섭취만 많아지면 없던 병도 생길 수 있다. 따라서 심장에 도움이 되는 영양 위주로 음식을 균형적으로 먹는 식사관리가 중요하다.

영양소 집중 분석

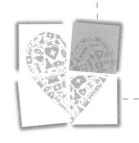

심장을 건강하게 하기 위해서는 균형 잡힌 영양소의 섭취가 중요하다. 다양한 영양소 중에서 심장을 살리는 영양소(불포화 지방산, 식물성 단백질, 칼륨, 비타민, 식이섬유소, 식물성 스테롤, 파이토케미칼, 무기질)와 심장을 죽이는 영양소(포화 지방산, 트랜스 지방산, 콜레스테롤, 나트륨, 단순당)에 대해 자세히 살펴보자.

❤❤ 심장을 살리는 영양소

불포화 지방산

불포화 지방산 중 다불포화 지방산은 오메가 – 6, 오메가 – 3지방산으로 구분할 수 있다. 모두 혈중 LDL 콜레스테롤(나쁜 콜레스테롤)과 혈중 중성 지방을 낮추는 효과가 있다. 특히 생선과 들기름에 많은 오메가-3지방산은 혈중 중성 지방 농도를 낮추고, 항혈전 효과가 있어 심혈관계질환 예방에 좋은 것으로 알려져 있다. 하지만 과다 섭취 시 체중 증가의 원인이 되므로 섭취량을 조절하여 먹도록 한다.

식물성 단백질

동물성 단백질을 식물성 단백질(콩, 두부)로 대체하면 콜레스테롤과 포화 지방 섭취가 줄어 들어 혈중 지질수준 개선에 도움이 된다. 또 식물성 단백질 섭취가 많을수록 혈압 감소에도 도움이 되므로 기름기 많은 육류보다는 콩류를 통해 단백질을 섭취하는 것이 좋다.

칼륨

칼륨 섭취를 늘리면 혈압 감소에 효과가 있다고 알려져 있으므로 충분한 칼륨 섭취가 필요하다. 단, 신부전 및 고칼륨혈증 경험이 있는 사람은 과다 섭취하지 않도록 한다.

비타민

카로티노이드류, 베타카로틴, 비타민 C, E, B군은 LDL 콜레스테롤의 산화를 방지하는 항산화 물질로 알려져 있다.

① 카로티노이드류 : 항산화력이 뛰어난 카로티노이드는 비타민 A 전구체로서 인체 내에서 다양한 역할을 담당하고 있다. 시금치, 케일, 호박, 고추, 당근, 토마토, 멜론, 고구마 등에 많이 있다.

② 베타카로틴 : 베타카로틴 함량이 풍부한 식품은 당근, 시금치, 토마토, 고구마, 브로콜리, 늙은 호박, 오렌지, 멜론 등 색이 짙은 채소와 과일이며, 색이 짙을수록 베타카로틴 함량이 높다.

③ 비타민 : 강력한 항산화제로 고추, 키위, 브로콜리, 감귤류, 딸기, 감자 등에 풍부하다. 가열하면서 파괴될 수 있으므로 짧은 시간 내 조리하는 것이 좋다.

④ 비타민 E : 강력한 항산화제로 콩기름, 올리브유, 옥수수유 같은 식물성 기름이 주요 급원인 식품이다. 견과류, 전곡, 생선, 녹색 채소 같은 식품에도 함유되어 있다.

⑤ 비타민 B군 : 비타민 B는 당질과 지방 대사에 중요한 역할을 하므로 부족하면 당질과 지방이 에너지로 전환되지 못하고 지방으로 축적되어 고지혈증, 비만을 일으키며, 동맥경화의 원인이 된다. 특히 비타민 B_2는 체지방의 축적을 방지하여 비만을 막아줄 뿐만 아니라 동맥경화를 촉진하는 과산화지질의 생성을 막는데 꼭 필요한 영양소로 우유, 달걀 등에 많이 들어 있다.

식이섬유소

식이섬유소에는 물에 녹지 않는 불용성(채소, 버섯)과 물에 녹는 수용성(과일, 해조류, 차전차)이 있다. 불용성은 포만감을 주고 변비

관리에 효과적이며, 수용성은 혈당 및 고지혈증, 고혈압 관리에 도움을 준다. 섬유소 중 수용성 섬유소 섭취를 늘리면 혈청 콜레스테롤 농도를 3~10% 감소시킬 수 있다.

식물성 스테롤(plant sterol)

식물성 스테롤은 콜레스테롤과 매우 유사한 구조를 가지고 있으며 혈중 콜레스테롤을 감소시키는 효과가 있다. 식물성 스테롤은 식물성 기름이나 견과류, 과일에 함유되어 있다.

파이토케미칼

식물의 색과 향 같은 특성을 나타내는 10만 여 가지의 생리활성 물질을 파이토케미칼이라고 하며, 이들의 대표적인 특성은 세포의 산화적 손상을 예방하는 항산화제 역할과 독성 분해 효소의 조절, 면역계의 활성 등을 대표적으로 꼽을 수 있다.

① 쿼세틴 : LDL의 산화를 줄이고 죽상경화 발생을 줄이는 폴리페놀의 일종인 플라보노이드다. 필수 영양소는 아니지만 많은 연구에서 항산화적인 특성이 발견되고 있으며 염증을 감소시켜주는 생리적 활성을 가지고 있다. 쿼세틴은 사과, 포도, 감귤류, 체리, 베리류 같은 과일과 녹차, 홍차, 양파, 녹색 채소에 풍부하다.

② 알리신 : 마늘, 양파 등 백색 야채에 포함된 알리신은 혈중 콜레스테롤의 수치를 내려줘 고혈압과 동맥경화를 예방해 준다. 또

세포의 손상을 막아주는 플라보노이드의 함유량도 높아 꾸준히 먹게 되면 성인병 예방과 노화를 방지하는데 도움을 준다.

③ **셀레늄** : 항산화 효소를 함유하는 셀레논프로틴을 형성하여 DNA 합성과 갑상선호르몬 생성에 중요한 역할을 담당한다고 알려져 있다. 호두, 생선, 전곡, 맥아, 해바라기씨가 주요 급원 식품이며, 과다 섭취시 독성을 가지고 있으므로 과량 섭취하게 되는 보충제로 선택시에는 주의하는 것이 좋다.

♥♥ 심장을 죽이는 영양소

포화 지방산

포화 지방산은 육류의 기름 부위, 버터, 쇼트닝, 가공기름(팜유, 코코넛유)에 많이 있다. 실온에서 고체 상태로 존재하며 혈중 총콜레스테롤, LDL 콜레스테롤을 상승하게 하는 주원인이다. 육류 이외에도 포화 지방이 많은 식품으로는 크림, 치즈, 마요네즈, 버터, 라면, 분말크림, 코코아 등이 있다.

트랜스 지방산

불포화 지방산을 함유한 액체의 식물성 기름에 부분적으로 수소를 첨가하여 고체인 쇼트닝, 마가린 같은 경화유를 만드는 과정에서 생기는 인공 지방산이다. 트랜스 지방산은 혈중 LDL 콜레스테롤을 상승시키고 좋은 콜레스테롤인 HDL 콜레스테롤을 감소시켜 포화 지방산보다 더 나쁘다. 따라서 트랜스 지방산 함량이 높은 마가린, 쇼트닝, 전자레인지용 팝콘, 도넛, 케이크류, 빵류(크로와상, 페스트리), 튀김용 냉동감자, 초콜릿 가공품, 비스킷류 등의 섭취를 줄여야 한다.

① **콜레스테롤** : 우리 몸을 구성하는 성분 중의 하나로 몸에서도 콜레스테롤이 만들어지는데, 음식을 통해 많은 양을 섭취하게 되면 혈액 중에 콜레스테롤의 농도가 높아져 고지혈증의 원인이 된다. 따라서 고지혈증인 경우 콜레스테롤을 많이 먹지 않도록 조절하는 것이 좋다. 콜레스테롤은 고기, 생선, 해산물, 계란, 내장 등 동물성 식품에 존재한다.

② **나트륨** : 나트륨(염분)은 혈압, 체온, 혈액량 등을 일정한 범위로 유지시키는 작용을 하지만 지나친 섭취는 고혈압의 원인이 된다. 나트륨 섭취를 줄이면 혈압을 낮추고, 고혈압을 예방하며 고혈압 약제의 효과를 촉진하여 궁극적으로 심혈관질환의 발생 위험을 낮출 수 있다.

③ **단순당** : 물에 녹아서 단맛이 나는 물질로 단순당을 주로 당이라고 한다. 과량 섭취하면 혈중 중성 지방을 증가시키고 비만의 원인이 되므로 적게 먹는 것이 좋다. 따라서 단순당 함량이 많은 탄산음료, 레모네이드, 케이크, 파이, 도넛, 초콜릿, 스낵류, 젤리 등 설탕이 함유된 식품을 줄이도록 한다.

다양한 식품을 통해 심장에 좋은 영양소는 적절하게 섭취하고, 심장에 해로운 영양소는 절제하는 것이 심장질환을 예방할 수 있는 지름길이다.

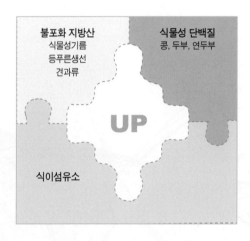

VS

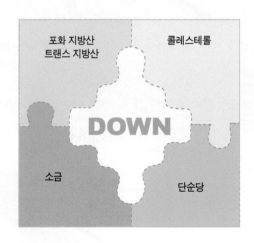

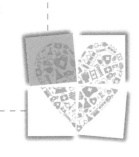

심장질환 예방을 위한
식생활

미국심장협회에서 2006년에 발표한 심장질환을 예방하기 위한 식생활 권장 사항은 다음과 같다. 우리나라도 같은 내용을 권장하고 있으므로 숙지하도록 한다.

첫째, 적정한 체중 유지를 위해 에너지 섭취와 활동량을 조절한다.

비만은 심장질환의 주 원인으로 적정 체중을 유지하도록 식사량과 활동량 조절이 필요하다. 적정 체중은 체질량 지수(BMI)를 $24kg/m^2$ 이하로 하며 허리둘레는 남자 90cm, 여자 80cm 이하로 권장한다.

체질량 지수(BMI)를 구하는 방법 = 현 체중(kg) ÷ [신장(m) x 신장(m)]

둘째, 채소와 과일을 충분하게 섭취한다.

칼륨, 비타민, 항산화 영양소 함유량이 높은 채소와 과일 섭취가 필요하다. 채소는 매 식사 시 2접시 이상 충분히 섭취하며 과일은 하루 1~2개 섭취하도록 한다.

셋째, 전곡류와 섬유질 함량이 높은 식품을 선택한다.

섬유질은 혈중 콜레스테롤 수치를 낮추고 포만감을 형성하여 체중관리에 도움을 주므로 하루 20g 이상의 섭취가 권장된다. 잡곡, 채소, 해조류 등을 섭취한다.

넷째, 등푸른 생선을 주 2회 이상 섭취한다.

오메가-3가 풍부한 등푸른 생선을 자주 섭취할수록 심장질환 예방에 도움이 된다. 특히 생선의 오메가-3가 효과가 좋은 만큼 자주 섭취하도록 한다.

다섯째, 총열량 중 포화 지방은 7% 이하, 트랜스 지방은 1% 이하로 줄이고 콜레스테롤은 하루 300mg 이하로 섭취한다.

고콜레스테롤 혈증이 있을 시 콜레스테롤은 하루 200mg 이하로 섭취한다.

- 육류는 포화 지방 함량이 높으므로 기름기 적은 살코기를 먹거나 두부나 콩 등의 식물성 대체 식품으로 선택한다.
- 유제품은 무지방, 저지방 제품으로 이용한다.
- 트랜스 지방이 많은 경화유는 최대한 줄이고 포화 지방이 많은 팜유 섭취도 줄이도록 한다. 프림, 빵이나 과자, 라면, 냉동 식

품, 패스트푸드 등의 인스턴트 식품이나 가공품 섭취를 줄인다.

여섯째, 단 음료나 설탕이 첨가된 식품 섭취를 줄인다.

설탕 등의 단 음식은 고중성지방혈증을 유발하고 체중을 증가시키므로 섭취를 줄이는 것이 좋다. 불필요한 단 음료나 사탕, 초콜릿 등의 단 간식 섭취를 줄이자.

일곱째, 소금을 거의 이용하지 않은 음식을 선택한다.

혈압을 관리하기 위해서는 소금 섭취는 하루 5g 이하가 권장되므로 조리 시에도 소금 사용을 줄여야 한다. 하루에 소금을 5g 이하로 섭취하려면 소금뿐만 아니라 소금이 들어간 간장, 된장, 고추장의 장류와 화학조미료, 소스의 사용량도 조절한다.

여덟째, 술은 하루 1~2잔 이하로 조절한다.

과음은 혈압상승, 비만, 고지혈증을 유발하므로 음주량 조절도 필요하다. 술은 주종에 따른 잔을 기준으로 여자 하루 1잔, 남자 하루 2잔 이하로 하며, 체중 관리가 필요한 경우에는 금주를 권한다.

아홉째, 외식을 할 때에도 위 사항을 준수한다.

식생활의 변화로 외식 횟수가 잦아지고 있다. 식생활을 집에서만 조절하는 것이 아니라 평소 식사 섭취 시에도 모두 적용해야 하므로 권장사항을 지속적으로 유지하는 것이 중요하다. 외식을 할 때도 권장 사항을 준수하기 위해 과식하지 않도록 하며 육류보다는 생선이나 두부, 채소를 섭취할 수 있는 메뉴를 선택한다.

그러면 심장질환 예방을 위한 식생활 권장 사항에 들어 있는 식품을 빠짐없이 적절하게 섭취하려면 어떻게 해야 할까?

〈건강한 심장을 위한 식품 구성탑〉

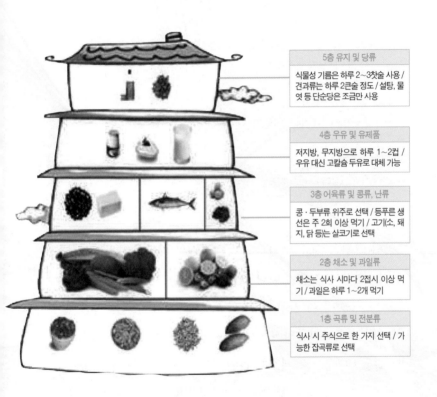

5층 유지 및 당류

식물성 기름은 하루 2~3찻술 사용 / 견과류는 하루 2큰술 정도 / 설탕, 물엿 등 단순당은 조금만 사용

4층 우유 및 유제품

저지방, 무지방으로 하루 1~2컵 / 우유 대신 고칼슘 두유로 대체 가능

3층 어육류 및 콩류, 난류

콩·두부류 위주로 선택 / 등푸른 생선은 주 2회 이상 먹기 / 고기(소, 돼지, 닭 등)는 살코기로 선택

2층 채소 및 과일류

채소는 식사 시마다 2접시 이상 먹기 / 과일은 하루 1~2개 먹기

1층 곡류 및 전분류

식사 시 주식으로 한 가지 선택 / 가능한 잡곡류로 선택

153

5층 유지 및 당류

식물성 기름은 하루 2~3찻술 사용 / 견과류는 하루 2큰술 정도
설탕, 물엿 등 단순당은 조금만 사용

4층 우유 및 유제품

저지방 무지방으로 하루 1~2컵 / 우유 대신 고칼슘 두유로 대체 가능

3층 어육류 및 콩류, 난류

콩·두부류 위주로 선택 / 등푸른 생선은 주 2회 이상 먹기
고기(소, 돼지, 닭 등)는 살코기로 선택

2층 채소 및 과일류

채소는 식사 시마다 2접시 이상 먹기 / 과일은 하루 1~2개 먹기

1층 곡류 및 전분류

식사 시 주식으로 한 가지 선택 / 가능한 잡곡류로 선택

앞의 그림은 식품 구성탑으로 심장질환 예방을 위해 권장되는 식품을 권장 섭취량에 따라 분류한 것이다. 아래층 부분이 전체 먹는 양 중 비중이 가장 크고 위층으로 올라갈수록 비중을 줄여 먹는다. 전체 섭취량의 50~60% 정도는 전곡류나 전분 음식을 섭취하고, 그 다음으로 채소와 과일, 어육류·두부·난류, 유제품·유지·당류 순으로 전체 먹는 양의 비중을 둔다면 균형적이고 적절한 영양 섭취가 가능하다.

그럼 각 층별 내용을 간단히 살펴 보자.

1층의 곡류 및 전분류 : 껍질이 많은 잡곡을 선택한다. 주식인 밥으로 거의 섭취하게 되므로 밥 외의 곡류나 전분류는 식사 대용으로 섭취하는 것이 적절하다. 식사를 잘했을 때에는 간식으로 꼭 먹을 필요는 없다.

2층의 채소와 과일 : 제철에 접할 수 있는 다양한 종류를 섭취하도록 하며 과일보다는 채소를 더 넉넉하게 먹는다.

3층의 어육류 및 콩류, 난류 : 두류 〉 생선 〉 해산물 〉 살코기의 비중으로 섭취한다.

4층의 유제품 : 저지방이나 무지방을 선택한다.

5층의 유지류 및 당류 : 액상의 식물성 기름을 소량 사용하는 것이 좋으며 견과류는 비만한 경우 섭취하지 않도록 한다. 조리 시 차나 음료 등에 들어가는 설탕이나 물엿 등의 사용은 가능한 줄이는 것이 좋다.

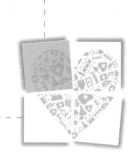

심장에 활력을 주는 식사

심혈관질환을 예방하고 이미 발병한 질환의 진행을 늦추기 위한 식생활의 가장 큰 원칙은 '균형 잡힌 식사'를 통해 영양소의 균형을 맞추는 것이다. 특정 식품에 대한 제한이나 금지가 아니라 균형된 식생활을 유지할 수 있는 범주 내에서도 좀 더 심장에 활력을 줄 수 있는 식품들을 선택하고, 이를 이용해 적절하게 음식을 준비할 수 있는 전략을 세워 보자.

〈심장에 활력을 주는 식사의 예〉

	아침	점심	저녁	간식
1일	현미밥, 숭늉, 조기구이, 생깻잎절임, 두부감자양념조림, 나박물김치	조밥, 우엉버섯들깨탕, 고등어무조림, 브로콜리숙채, 오이생채, 양배추초절이김치	완두콩밥, 조개살맑은국, 두부구이채소볶음, 연근호두조림, 병어양념찜, 포기김치 4쪽	저지방우유, 귤
2일	보리밥, 숭늉, 닭가슴살야채볶음, 애호박나물, 토마토두부샐러드+흑임자소스, 배추물김치	두부완자웰빙비빔밥, 들깨미역국, 단호박콩샐러드, 깍두기 4쪽, 귤	보리밥, 콩가루배추된장국, 돈안심부추불고기, 양배추/다시마쌈+두부된장쌈장, 청포묵무침, 파프리카무초절이김치	고구마쉐이크(저지방우유 사용), 배
3일	두부미니버거, 쌀로 만든 콩스프, 양상추샐러드+사과소스, 생토마토주스	흑미밥, 아욱된장국, 쇠고기꽈리고추곤약장조림, 생죽순버섯초무침, 두부들깨무침, 청경채겉절이	단호박영양밥, 쇠고기콩나물국, 삼치구이양념장, 물파래무생채, 숙주나물, 오이초절이김치	생오렌지 셔벗, 저지방요구르트

★☆ 다양한 저염식 소스 만드는 법

여러 가지 소스를 이용하여 자극적이지 않고 담백한 반찬을 만들 수 있다. 게다가 다양한 맛을 연출할 수 있으며 싱거운 맛도 보완할 수 있어 효과적이다. 단, 소스 사용량이 많아지면 염분과 지방 섭취량이 늘어날 수 있으므로 1인 분량을 지켜 먹는 것이 중요하다.

흑임자소스
1인분 : 2큰술

두부요리, 야채샐러드용 : 소금 1.5g(2/3작은술), 생 파인애플 1/4개, 플레인 요구르트 1/2개, 흑임자 4큰술, 꿀 1큰술, 식초 1/2큰술

☞ 파인애플 캔을 이용해도 되지만 가능하면 생과일을 이용하는 것이 좋다.

사과소스

야채샐러드용 : 소금 1.5g(2/3작은술), 사과 갈은 것 100g(1개 정도), 연겨자 1작은술, 화인스위트 1/2작은술, 레몬 · 식초 약간씩

☞ 사과를 다른 재료와 모두 함께 넣고 갈아야 색이 갈색으로 변하지 않는다.

두부된장쌈장

야채쌈용 : 된장 1.5작은술 + 고추장 1작은술, 두부 30g, 양파 다진 것 1큰술, 물 3큰술, 다진마늘, 참기름, 해바라기씨 1작은술

☞ 호두, 땅콩 등 다른 견과류를 넣어도 된다.

☞ 호박, 양파, 고추 등을 다져 넣어도 된다.

★☆ 소금 없이 김치 담그는 법

절여서 담는 김치는 염분의 함량이 높을 수밖에 없다. 소금을 전혀 사용하지 않고 새콤달콤한 초절이 김치를 만들어 보자. 준비된 소스 비율에 무, 양배추, 오이, 깻잎 등 여러 가지 야채로 다양하게 준비할 수 있다.

소스(무 3개 또는 양배추 1통을 김치로 담글 수 있는 분량)

생수를 끓여서 식힌 물 2ℓ, 화인스위트 70g(5큰술), 2배 식초 210g(15큰술)

- -

1. 무나 오이는 작게 깍둑 모양이나 얇게 편으로 썬다.
2. 양배추는 곱게 채 썰거나 먹기 좋은 크기로 자르고 깻잎은 먹기 적당한 크기로 준비한다(야채가 충분히 잠길 정도로 소스 양을 충분히 한다).

- -

☞ 고추가루를 살짝 버무려 칼칼하게 만들 수도 있다.

☞ 배나 사과즙을 내어 섞어도 좋다.

☞ 비트즙을 내어 색을 곱게 하거나 알록달록한 파프리카를 넣어 모양과 색을 좋게 할 수 있다.

* 화인스위트 : 설탕보다 5배 정도 단맛이 더 강한 설탕 대용품. 사용량이 적어 열량을 낮출 수 있고 무가 물러지는 것도 막을 수 있으므로 설탕 대신 사용하는 것이 좋다.

이거 먹어도 될까?

권장되는 음식이나 권고사항을 잘 알고 있어도 실생활에 적용하다 보면 궁금한 점이 생기기 마련이다. 또한 텔레비전이나 잡지, 인터넷을 통해 많은 정보를 접하다 보면 알고 있던 내용도 헷갈리게 된다. 일반적으로 많이 하는 질문들을 통해 그 궁금증을 해결해 보자.

Q 심혈관질환이 있는데 보신음식은 먹어도 되나요?

A 보신음식으로 알려진 식품(보신탕, 곰국)은 주로 동물성 식품으로 이를 탕이나 수육, 농축즙 형태로 섭취하는 경우가 대부분이다. 또 보신음식은 콜레스테롤이나 포화 지방의 함량이 매우 높고 염분 함량도 많은 편으로 섭취를 피해야 하거나 회수를 줄이도록 한다. 심혈관질환은 콜레스테롤 및 포화 지방을 많이 먹으면 유발될 수 있으므로 이를 줄이기 위해 고기는 기름기를 제거한 살코기 부분으로 섭취하며 섭취량은 본인에게 허용되는 양 정도로 제한해야 하고 기름진 국물은 피하는 것이 좋다.

Q 오리고기 기름은 불포화 지방이 있어 다른 고기보다 몸에 더 좋다는데요?

A 불포화 지방은 오리고기뿐만 아니라 돼지고기나 쇠고기 등의 다른 고기에도 들어 있어서 혈중 콜레스테롤을 감소시키는 효과가 존재한다. 단지 다른 고기에 비해 오리고기에 조금 더 불포화 지방 함량이 높은 것이 몸에 좋은 것으로 알려져 많이 먹어도 된다고 생각하는 경우가 많다. 하지만 오리고기에도 다른 고기처럼 콜레스테롤과 포화 지방산이 있으므로 기름진 껍질째로 많이 먹게 되면 혈중 콜레스테롤이 높아지게 된다. 따라서 다른 고기와 마찬가지로 살코기로 먹으며 과식하지 않는 것이 건강하게 먹는 방법이다.

Q 생선은 많이 먹어도 되나요?

A 생선도 육류처럼 콜레스테롤과 포화 지방이 있다. 일반적으로 생선 내 콜레스테롤은 20~70mg(100g) 정도로 기름기 적은 살코기와 비슷하며, 포화 지방은 육류보다 적고 오히려 불포화 지방의 비율이 높은 편이다. 심혈관질환 예방을 위해 생선, 특히 등푸른 생선 1토막을 적어도 주 2회 이상 먹는 것이 도움이 된다고 알려져 있지만 많이 먹을 것을 권장하고 있지는 않다. 따라서 생선도 과식하지 말고 최소 주 2회 이상 자주 먹는 것이 더 좋다.

Q 포도주는 몸에 좋다고 들었는데요?

A 적포도주 섭취 시 심혈관질환의 위험이 감소된다는 보고가 있다. 이는 적포도주 껍질에 함유된 항산화성분인 플라보노이드와 레스베라트롤이란 물질 때문이다. 하지만 포도주도 알코올이 함유되어 있으므로 과다 섭취 시 혈중 중성 지방과 혈압을 상승시키므로 하루 1~2잔 이하로 양을 조절하도록 한다.

Q 싱겁게 먹기 위해 저염 소금을 사용하는 것은 어떤가요?

A 시중에 판매되는 저염 소금은 나트륨을 줄이고 칼륨으로 대체하여 짠맛을 낸 것이다. 질병이 없는 상태에서 건강을 위해 저염 소금을 이용하는 것은 심장질환의 예방에 도움이 된다. 하지만 심장질환 혹은 신장질환이 있는 경우에는 질환에 따라 칼륨 배설이 안 되어 체내에 쌓일 수도 있고, 칼륨이 많은 저염 소금을 섭취하다가 심각한 위험이 발생될 수 있으므로 함부로 먹어서는 안 된다. 본인의 질환에 적합한지를 의사나 영양사와 상담 후 이용하는 것이 좋다.

Q 쿠마딘 약을 복용 중인데 콩을 먹으면 안되나요?

A 쿠마딘은 혈전이 생성되지 않도록 도와주는 항응고제로 혈전 생성인자인 비타민 K 섭취에 영향을 받는다. 비타민 K는 대부분의 식품에 함유되어 있으며 특히 녹황색 채소와 기름에 함량이 매우 높다. 쿠마딘을 통한 항혈전 효과를 지속적으로 잘 유지하기 위해

서는 비타민 K 섭취 균형이 중요하다. 이를 위해 특정식품을 제한하는 경우 항혈전 효과가 더 불안정해지므로 평소 섭취량을 잘 유지하는 것이 중요하다. 따라서 특정식품을 제한하지 않으며 모든 식품은 고루 섭취하고 균형적으로 유지하되, 비타민 K 함량이 높아지는 즙, 분말, 진한 차 형태를 장기간 과량 섭취하지 않도록 하고 있다. 만약 콩을 반찬으로 섭취했다면 평소 섭취량대로 유지하고, 평소보다 먹는 양을 늘리거나 즙류로 먹지 않도록 한다.

Q 카페인 음료(커피, 녹차, 콜라 등)는 마셔도 되나요?

A 카페인은 혈압을 높이는 역할을 하므로 하루 2~3잔 정도로 섭취량을 조절하는 것이 좋다. 대표적으로 커피, 녹차, 홍차, 콜라, 드링크, 초콜릿에 함유되어 있다. 커피와 함께 사용되는 크림이나 프림에는 포화 지방 함유율이 높으므로 사용을 줄이도록 하며, 항산화 효과가 있는 플라보노이드가 함유된 녹차를 섭취하는 것이 커피보다 이롭다.

Q 콩기름, 올리브유, 포도씨유 등 기름의 종류가 다양한데 어떤 것을 선택하여 이용하는 것이 바람직한가요?

A 불포화 지방산 함유량이 높은 기름은 심혈관질환에 좋은 영향을 주는 것으로 알려져 있다. 나열된 기름 모두 불포화 지방이 높은 기름이므로 권장량 내에서는 기호도에 따라 선택하여 먹어도 된다. 단, 식물성 기름도 과량 섭취 시 포화 지방 섭취가 높아지고,

비만의 원인이 되므로 조리할 때 많이 사용하지 않도록 한다.

Q 영양 성분 보충제는 먹어도 되나요?

A 오메가 – 3, 비타민 E, 비타민 C 등이 심장질환에 좋은 영향을 주는 것으로 알려지면서 복용하는 경우가 많아지고 있다. 하지만 과다 복용 시 오히려 부작용을 낳을 수 있으므로 균형 잡힌 식습관을 통해 음식으로 섭취하는 것이 좋다. 필요 시 담당의사나 전문 영양사와 상의하여 섭취 여부를 결정하는 것이 바람직하다.

심장병 환자도 운동을 해야 하나요?
Yes! 운동은 금기가 아닌 필수

규칙적인 운동은 심신의 안정과 콜레스테롤의 개선 효과를 준다. 운동! 무조건 많이 오래 하는 것이 아니라, 본인의 심장질환, 체력상태에 따라서 적절한 운동강도로 실시해야 한다. 그렇지 않으면 오히려 운동이 독이 될 수도 있다. 안전하고 효과적인 운동을 위해서는 전문가의 도움을 받는 것이 좋다.

운동 전 스트레칭을 하게 되면 체온을 상승시켜 혈액순환이 좋아지고, 관절의 윤활액이 분비되어 운동 시 관절의 상해 예방에 도움을 주며, 운동의 효과를 극대화할 수 있다.

다음은 질환에 따라서 집에서도 쉽게 할 수 있는 운동요법이다. 운동요법은 걷기와 같은 유산소 운동과 체조, 근력운동을 포함한다.

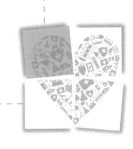

심장 시술 후 운동요법

시술 후 빠른 회복을 위해서는 가벼운 운동이나 스트레칭을 하는 것이 좋다. 하지만 몸을 움직이지 않다가 갑자기 움직이거나 운동을 시작하면 근육이 긴장상태를 유지하면서 갑작스러운 변화에 적응하지 못해 다칠 위험도 있고, 심장에 무리를 줄 수 있다. 따라서 걷기 운동을 하기 전에 경직된 근육을 풀어줄 수 있도록 가벼운 걷기나 스트레칭을 하는 것이 좋다.

걷기는 가장 안전하면서 강도조절이 쉽다는 장점을 가진 운동형태이다. 무릎이나 허리가 너무 아프다면 실내자전거를 이용할 수도 있다. 주 5회 정도 규칙적인 운동이 좋으나 정말 시간이 없다면 최소 주 3회라도 노력해보자.

운동 지속시간은 30~60분이며, 한번에 지속하기 힘든 때에는 10분 걷기를 오전과 오후에 나눠서 실시해도 괜찮다. 운동할 때 가장 중요한 것은 운동강도이다. 이것은 운동할 때 내가 느끼는 힘든 정도를 말하는데, '보통이다 → 약간 힘들다' 정도가 좋다. '땀이 안 나면 운동이 안 된다' 혹은 '힘이 들어야 운동이 된다'라는 고정관념을 버리자.

운동을 시작하기 전 가벼운 준비운동으로 스트레칭을 해보자.

| 심장 시술 후 스트레칭 |

- 모든 스트레칭 동작은 10초씩 3세트 반복한다.
- 숨을 참지 않는다.
- 반동을 주지 않는다.

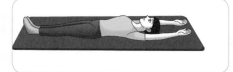

▶ **전신 뻗기** : 양손은 머리 위로 발은 아래 방향으로 향하여 쭉 뻗는다.

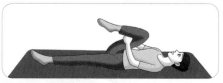

▶ **한쪽 다리 잡아 당기기** : 당기려는 무릎 아래에 깍지를 끼고 숨을 내쉬면서 천천히 당긴다.

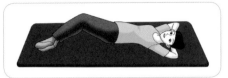

▶ 양 무릎 돌리기 : 팔은 머리 뒤에 놓고 양쪽 무릎을 모아 좌우로 넘긴다.

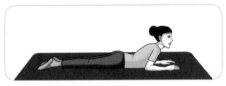

▶ 팔꿈치 대고 상체 들기 : 엎드린 자세에서 팔꿈치를 바닥에 대고 상체를 든다. 시선은 정면을 본다.

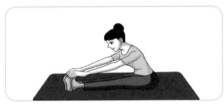

▶ 앞으로 굽히기 : 양다리를 펴서 최대한 앞으로 구부린다(무릎이 구부러지지 않게, 반동을 주지 않는다).

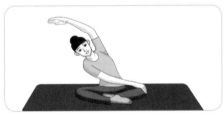

▶ 옆구리 늘리기 : 양반자세로 앉아 오른손은 왼쪽 무릎 위에 얹고 왼손은 편 채로 머리 위에서 오른쪽 위로 뻗는다.

유산소 운동 다음으로 중요한 운동이 근력운동이다. 근력과 근지구력을 증강하는 것은 원활하게 직장으로 복귀하고 일상 중의 활동력을 높이기 위해서 꼭 필요하다. 심장환자들은 근력운동을 하면 혈압이 올라가므로 절대 하면 안 된다는 말은 잘못된 정보이다. 심장에 가장 직접적으로 도움이 되는 운동은 유산소운동이지만 근력운동을 통해 신체활동 중에 심근 산소요구량이 감소되고 신체활동에 더욱 자신감을 가질 수 있다.

| 심장 시술 후 근력운동 |

- 모든 스트레칭 동작은 10초씩 3세트 반복한다.
- 숨을 참지 않는다.
- 반동을 주지 않는다.

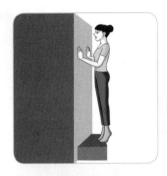

▶ 발 뒤꿈치 들어올리기 : 벽을 짚고 서서 발 뒤꿈치를 최대한 들어올렸다 내리기를 반복한다.

※ 주의사항 : 발 뒤꿈치가 바닥에 닿지 않도록 한다.

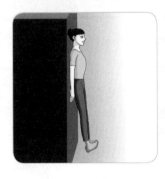

▶ 발 끝 들어올리기 : 벽에 기대고 서서 무릎을 편 상태에서 발끝을 최대한 들었다 내리기를 반복한다.

※ 주의사항 : 발 끝이 바닥에 닿지 않도록 한다.

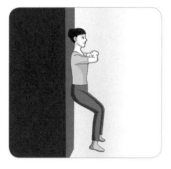

▶ 벽 기대고 기마자세 : 벽에 기댄 후 다리를 어깨 넓이로 벌린다. 무릎이 약 30도 굽혀지도록 앉았다가 일어나기를 반복한다.

※ 주의사항 : 무릎이 발의 위치보다 전방으로 나가지 않도록 한다.

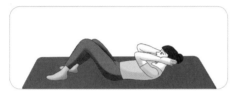

▶ 윗몸 일으키기 : 누워서 다리를 90도 구부린다. 목 뒤에 손을 깍지 껴고, 등이 바닥에서 떨어지지 않게 하면서 윗몸 일으키기를 반복한다.

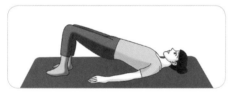

▶ 엉덩이 들기 : 누워서 다리를 90도 구부린다. 팔은 45도 옆을 향해 벌리고 엉덩이를 최대한 들어준다.

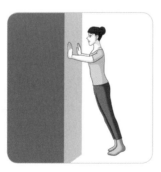

▶ 양손 벽 대고 팔굽혀 펴기 : 벽에 기대고 서서 팔굽혀 펴기를 한다.

심장 수술 후 운동

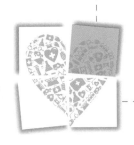

심장 수술(심장 개흉 수술) 직후에는 가슴과 팔 또는 허벅지 안쪽에 상처가 있으므로 보행이 원활하지 못하다. 그렇다고 움직이지 않고 침대에서 휴식만 하게 되면 하지 근육이 약해지고, 심폐능력이 저하된다. 빠른 심폐능력과 근력 회복을 위해서 가벼운 걷기 또는 체조를 하는 것이 좋다. 수술 후 약 2개월까지는 회복기 기간이므로 너무 무리한 운동은 자제하는 것이 좋으나 통증이 없는 선에서 가벼운 근력운동은 하는 것이 좋다.

수술 후 전반적인 체력이 약해져 있는 경우 한 번에 너무 오래 걸으려고 하는 것은 좋지 않다. 처음엔 10분 정도 걷다가 괜찮아지면 운동시간을 조금씩 증가시키는 것이 좋다. 한 번에 10분 걸기도 어렵다면 3~5분간 여러 번 반복해서 걷는 것도 좋다. 운동 강도는 '가볍다 → 편안하다' 정도로 시작해서, 약 2개월 정도 지난 후에는 최소 30분 이상, '보통이다 → 약간 힘들다' 정도로 점진적으로 강도를 올리는 것이 좋다.

| 심장 수술 후 스트레칭 |

- 모든 스트레칭 동작은 10초씩 3세트 반복한다.
- 숨을 참지 않는다.
- 반동을 주지 않는다.

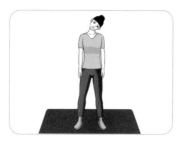

▶ 고개 좌우로 늘리기 : 앉거나 선 자세로 왼쪽 귀가 왼쪽 어깨에 닿는 느낌으로 머리를 기울인다. 좌우 번갈아 실시한다.

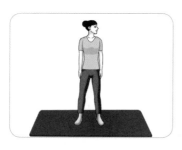

▶ 고개 좌우 옆으로 늘리기 : 얼굴이 정면을 향한 자세에서 고개를 왼쪽으로 돌려 오른쪽 목이 당기는 느낌이 날 때까지 최대한 돌려준다. 좌우 번갈아 실시한다.

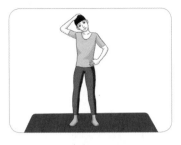

▶ 측면 목 늘리기 : 머리를 측면으로 당겨 목을 스트레칭 시키고 이때 반대손은 아래로 밀어준다.

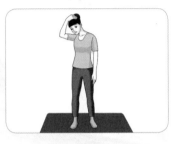

▶ 대각선 목 늘리기 : 머리를 우측 45° 앞으로 숙이고, 같은 쪽 손으로 머리 뒤를 아래로 누른다.

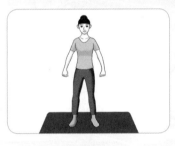

▶ 팔내려서 돌리기(어깨높이 아래) : 양손을 엉덩이 옆 선에 두고 안에서 바깥으로 천천히 돌린다.
※ 주의사항 : 팔을 돌릴 때 어깨높이 아래에서 돌리고, 가슴을 너무 벌리지 않도록 한다.

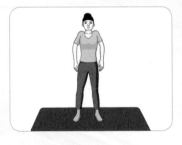

▶ 어깨 으쓱하기 : 양측 어깨를 최대한 위로 올렸다 내린다.
※ 주의사항 : 어깨를 들었다 내릴 때 가슴에 충격이 가지 않도록 천천히 실시한다.

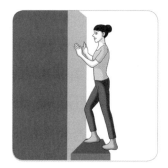 ▶ 계단에서 종아리 늘리기 : 계단 위에 올라가 한쪽 다리를 모서리 끝에 걸치고 아래로 눌러 종아리가 늘어나게 한다.

심부전 환자의 운동

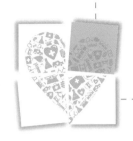

심부전을 앓고 있는 사람들이 편안함을 느끼고 유지할 수 있는 가장 좋은 방법 중 하나가 적극적인 신체 활동이다. 과거에 심부전 환자들은 휴식을 많이 취하고 일상 활동 중 많은 부분을 포기하라고 했지만, 최근에는 운동과 같은 활동들이 심부전 환자들에게 유익하고 안전하다는 결과가 발표되었다. 신체 활동을 통해 더 편안함을 느낄 수 있고, 증상이 줄거나 심장기능이 호전될 수 있다. 하지만 운동 프로그램을 시작하거나 신체 활동을 늘리기 전에 반드시 의료진과 상담을 해야 한다.

++ 준비운동

신체 활동이나 운동 프로그램을 시작하기 전에 5분 동안 천천히 걷고 난 후 스트레칭을 한다. 스트레칭은 편안한 정도까지만 실시하고 고통스럽거나 힘들면 중단한다.

| 준비운동 |

- 모든 스트레칭 동작은 10초씩 3세트 반복한다.
- 숨을 참지 않는다.
- 반동을 주지 않는다.

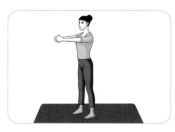

▶ 깍지 껴 팔 앞으로 뻗기 : 양 손을 깍지 껴 손바닥을 바깥으로 향하게 한 후 팔을 앞으로 뻗는다.

※ 참고 : 손바닥을 바깥으로 하기 힘든 경우 손등을 바깥으로 향하게 해도 괜찮다.

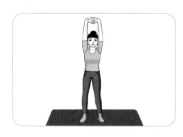

▶ 깍지 껴 팔 위로 뻗기 : 양 손을 깍지 껴 손바닥을 하늘로 향하게 한 후 팔을 위로 뻗는다

※ 참고 : 손바닥을 바깥으로 하기 힘든 경우 손등을 위로 향하게 해도 괜찮다.

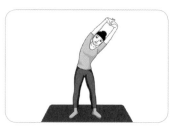

▶ 서서 옆구리 늘리기 : 양 손을 깍지 껴 손바닥을 하늘로 향하게 한 후 좌우로 옆구리를 늘린다.

※ 주의사항 : 골반이 양 옆으로 치우치지 않도록 중심을 잡는다.

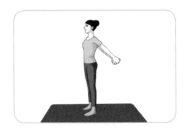

▶ 등 뒤로 깍지 껴 가슴 펴기 : 양 손을 등 뒤로 깍지 껴 손등이 바깥으로 향하게 한 후 가슴을 편다.

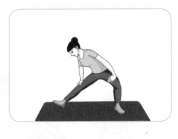

▶ 서서 다리 펴기 : 양 발을 어깨 너비로 벌려서 한쪽 무릎을 펴고 손으로 무릎 위를 지긋이 눌러준다. 이때 다른 쪽 무릎은 살짝 굽힌다.
※ 주의사항 : 반동을 주면서 무릎을 누르지 않는다.

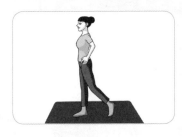

▶ 천천히 발목 돌리기 : 한쪽 발로 지지하고, 다른 쪽 발끝을 지면에 붙이고 천천히 발목을 돌려준다.

++ 본 운동

대부분의 심부전 환자들에게 추천되는 신체 활동의 목표는 주중 거의 매일 적어도 30분간 활동하는 것이다. 30분 동안 연속해서 활동할 필요는 없다. 10분씩 3번에 나누어 활동해도 된다. 처음에 힘들다면 5분 걷기부터 시작해도 좋다. 운동량이 충분하지 않더라도 신체 활동을 시작하는 것 자체가 중요하다.

| 바른 걷기 동작 |

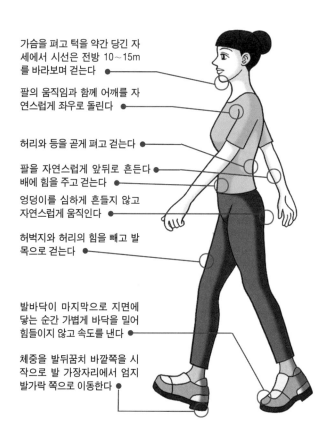

가슴을 펴고 턱을 약간 당긴 자
세에서 시선은 전방 10~15m
를 바라보며 걷는다

팔의 움직임과 함께 어깨를 자
연스럽게 좌우로 돌린다

허리와 등을 곧게 펴고 걷는다

팔을 자연스럽게 앞뒤로 흔든다

배에 힘을 주고 걷는다

엉덩이를 심하게 흔들지 않고
자연스럽게 움직인다

허벅지와 허리의 힘을 빼고 발
목으로 걷는다

발바닥이 마지막으로 지면에
닿는 순간 가볍게 바닥을 밀어
힘들이지 않고 속도를 낸다

체중을 발뒤꿈치 바깥쪽을 시
작으로 발 가장자리에서 엄지
발가락 쪽으로 이동한다

| 정리운동(하지 스트레칭) |

- 모든 스트레칭 동작은 10초씩 3세트 반복한다.
- 숨을 참지 않는다.
- 반동을 주지 않는다.

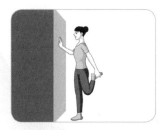

▶ 벽 잡고 대퇴 늘리기 : 두 발로 서서 한쪽 다리를 굽혀 발목을 잡고 뒤로 당긴다.

※ 주의사항 : 허리를 굽히지 않는다.

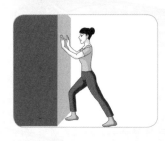

▶ 벽 잡고 비복근 늘리기 : 벽 잡고 한쪽 발은 앞으로 내밀고 무릎은 굽혀서 반대 다리는 뒤꿈치가 떨어지지 않는 거리까지 뒤로 뻗어 무릎을 편다

※ 주의사항 : 뒤로 뻗은 발의 발가락은 정면을 보게 한다

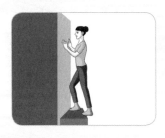

▶ 계단에서 종아리 늘리기 : 계단 위에 올라가 한쪽 다리를 모서리 끝에 걸치고 아래로 눌러 종아리가 늘어나게 한다.

운동을 중단해야 하는 경우

휴식 중에 숨이 더 차거나 평소보다 증상이 더 많이 나타날 때

심한 피로감을 느낄 때

열이 나거나 감염이 되었거나 아프다고 느낄 때

가슴에 통증을 느낄 때

약 처방 계획에 큰 변화가 있을 때

본격적인 운동을 하기 전에
이것만은 꼭 알고 합시다

1. 모든 운동 전·후로 5~10분 정도 준비운동과 정리운동을 하세요.
   준비·정리운동은 본 운동을 하는 것과 같은 종류, 즉 걷기 운동을 한 후에는 천천히 걷는 정도로 가볍게 실시합니다.

2. 운동 중에 숨을 참는 동작을 하지 마세요.
   숨을 참고 운동을 하거나 힘을 쓰면 순간적으로 혈압을 상승시킵니다.

3. 너무 춥거나 더운 날은 운동하기에 적합하지 않습니다.
   추운 날씨에는 혈관을 수축시켜 혈압을 상승시켜 결국 심장에 부담을 증가시킵니다. 추운 날씨에 운동하는 경우 스카프로 입과 코를 가려 따뜻한 공기가 들어갈 수 있도록 하고, 여름에는 하루 중 가장 시원한 시간에 운동하는 것이 좋습니다.

4. 운동 중 적당한 수분 섭취를 해주세요.
   운동 후 땀으로 인해 체내 수분 감소가 일어납니다. 한꺼번에 많은 양의 수분을 섭취하기보다는 여러 번에 나누어서 섭취하는 것이 좋습니다.

5. 운동 시 꽉 끼는 옷은 피하고, 움직이기 편한 옷을 입고 운동하세요.
   몸에 꽉 끼는 옷은 활동의 범위를 감소시키고, 혈압이나 심박수를 상승시킬 수 있습니다.

6. 경쟁적으로 하는 운동이나 익스트림 스포츠(행글라이딩, 번지점프 등)는 피하세요.
   순간적으로 큰 힘을 필요로 하는 스포츠는 혈압과 심박수를 상승시키고 심장에 무리를 줄 수 있습니다.

심장질환 환자들의 보양식 이모저모
-서울아산병원 심장병원 홈페이지 웹진-

1. 보양식 하면 뜨끈한 삼계탕, 추어탕, 보신탕, 곰탕이죠. 먹어도 될까요?

삼계탕, 추어탕, 보신탕, 곰탕과 같은 탕류의 음식은 고단백 음식이기도 하지만 지방 함량이 매우 높은 음식입니다. 또한 염분 함량이 높아 심장질환 환자에게는 주의를 해야 하는 음식이기도 합니다. 일반 음식점에서 판매하는 탕류의 음식은 조리과정에서 염분, 지방 함량을 조절할 수 없어 외식에서의 섭취는 주의를 요하지만 위의 음식을 몇 가지 수칙만 지켜 가정에서 조리한다면 섭취 가능할 수 있습니다. 여러 가지 채소를 많이 넣고 육류는 살코기를 선택하며, 국물은 차게 식혀 지방을 걷어내는 것이 좋으며, 섭취 시 소금을 적게 타고 국물보다는 건더기 위주로 먹는다면 고단백, 저지방, 고섬유질 보양식을 섭취할 수 있는 방법이 됩니다. 탕류의 섭취 시 김치를 곁들이는 대신 새콤달콤한 도라지 초무침이나 칼칼한 고춧가루를 곁들인 오이생채를 곁들이면 입맛도 살리고 염분 섭취도 줄일 수 있는 훌륭한 보양식이 될 수 있습니다.

2. 붕어즙, 장어즙, 개소주도 몸을 보한다고 하는데 어떨까요?

건강원에서 만들어 먹는 즙류의 보양식은 지방 함량이 매우 높은 것이 특징이므로 섭취 시 설사를 유발하는 경우도 있습니다. 일부에서는 약재와 곁들여 만드는 경우도 많아 복용하는 약물과의 상호작용을 나타내는 경우도 있어 더욱 주의를 요합니다. 위의 식재료를 즙으로 만들지 않고 요리로 활용하여 직접 섭취한다면 과량의 섭취를 줄일 수 있습니다.

3. 인삼, 홍삼과 같은 약재 복용이 해로울까요?

인삼은 면역력을 증강시키고 혈액순환을 돕고 몸의 기운을 북돋아 주는 대중화된 한약재로 알려져 있습니다. 그러나 심장질환 환자들은 혈전용해제를 복용하거나 많은 약물로 인해 간독성이 우려되는 경우가 많아 오히려 인삼의 복용이 출혈, 간독성 등의 부정적인 결과를 가져올 수 있어 주의를 요합니다.

4. 다양한 봄철 채소를 짜서 주스로 마셔도 좋을까요?

봄철에는 식욕저하를 개선하기 위해 비타민, 미네랄을 풍부하게 함유하고 있는 제철 봄 채소에 대한 소개를 많이 하고 있습니다. 이런 제철채소를 손쉽고 다량으로 섭취하기 위해 즙을 내어 주스로 마시는 경우에는 비타민 K를 과다 섭취하게 될 수 있고 질 좋은 식이섬유소 섭취가 감소되며, 채소의 녹색 색소인 알칼로이드의 과량 섭취로 인해 간독성이 나타날 수도 있습니다. 채소의 건강한 섭취 방법은 주스 형태보다는 조리하여 직접 섭취하는 것이 부작용을 줄이고 영양가치를 높이는 방법입니다. 식초로 새콤함을 살린 초장에 돈나물, 달래나물을 찍어 먹거나 샤브샤브로 살짝 데쳐 먹는 방법, 찌개나 국에 부재료로 활용하는 방법들을 권장합니다.

5. 골고루 먹는다는 것은 어떻게 지켜야 하나요?

골고루 먹는 것은 내 몸에 필요한 영양소를 과함이나 부족함 없이 적절히 섭취하는 것입니다. 곡류군, 채소 및 과일군, 어육류군, 우유 및 유제품군, 유지 및 당류군을 세 끼 식사를 통해 고루 섭취하여야 합니다. 식사 시 밥량보다는 반찬 섭취량(건더기)을 1.5~2배 정도로 섭취하며, 과일, 저지방 유제품으로 1~2회 간식을 섭취한다면 골고루 먹는 방법을 지키고 있는 것입니다.

6. 손쉽게 골고루 먹는 식단을 지키는 방법이 있을까요?

골고루 먹는다는 것은 많은 가짓수의 반찬을 의미하는 것은 아닙니다. 적절한 양의 단백질 식품과 신선한 채소를 함께 요리하여 한두 가지 국이나 반찬으로도 골고루 먹을 수 있습니다. 예를 들어 된장국을 끓일 때에도 버섯, 호박, 배추, 무 등의 재료를 풍부하게 넣고 두부를 곁들여 건더기를 가득 섭취한다면 1가지 국만으로도 균형 잡힌 식단을 갖출 수 있습니다. 불고기를 재울 때에도 양파, 당근, 버섯, 파 등의 야채를 가득 넣어 섭취한다면 1식 1찬으로 균형식을 할 수 있습니다. 음식의 섭취는 약물이 아니므로 꾸준한 섭취와 관리가 필요합니다. 일반적으로 알려져 있는 보양식으로 효과적인 음식들은 단백질, 지방이 과하거나 염분이 과한 종류가 많으므로 주의를 하여야 하며, 균형 잡힌 식단을 잘 갖춰 섭취하는 것이 현명한 보양 방법입니다.

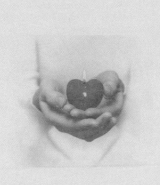

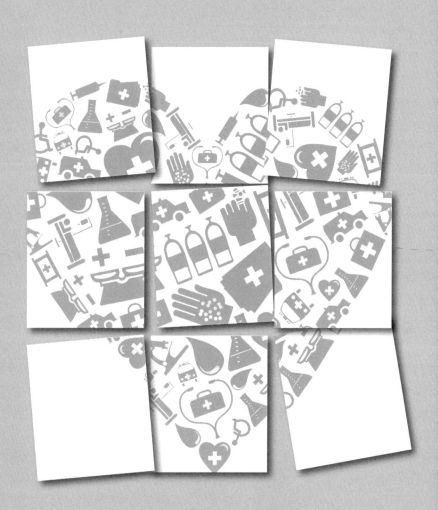

심장병, 근본적 치료의 모든 것

혈관의 노화
동맥경화증이란?

동맥경화증은 영어로 'atherosclerosis'라고 하는데 이 단어는 'athero(기름)와 sclerosis(굳어짐)'의 합성어다. 동맥경화증이란 동맥 혈관벽에 과다한 지방질인 콜레스테롤과 여러 가지 이물질이 쌓여 동맥 혈관벽이 탄력을 잃어 딱딱해지고 혈관 내부가 점점 좁아지는 일종의 혈관 노화 현상이다. 동맥경화증이 지속되면 결국 혈관 내강이 좁아져서 혈류의 흐름을 방해함으로써 장기에 충분한 혈류가 공급되지 않는 허혈 상태를 만들게 된다.

사람에게서 동맥경화증은 20세부터 이미 시작한다. 구체적인 병리 기전을 살펴 보면, 나이가 들면서 동맥혈관의 혈관벽 제일 안쪽에 있는 세포층인 내피세포들의 기능이 떨어진다. 혈관내피세포는 혈관을 건강하게 유지하는데 매우 중요한 역할을 하는데, 실제로 많은 화학 물질들을 분비하여 혈관 내벽에 혈소판이나 이물질들이 달라 붙지 못하도록 보호작용을 하며 혈관도 충분히 확장시켜 충분한 혈류가 흐르도록 도와 준다. 동맥경화증의 시작은 이 혈관내피세포의 기능 저하로부터 시작한다고 볼 수 있는데, 혈관의 보호 기능이 떨어지면서 염증 세포들의 혈관벽 침습이 시작되고 그곳에 콜레스테롤 등의 이물질들이 쌓이기 시작한다. 이러한 이물질이 혈관벽에 많이 쌓이면 죽상반(atheroma)을 만들게 되는데, 죽상반이 점점 커지면 혈관의 내경이 좁아져서 결국에는 원활한 혈류 순환을 방해하게 된다.

동맥경화증은 10~20년 오랜 시간을 두고 서서히 진행하기 때문에 대개 50세 이상이 넘어서 혈관이 물리적으로 좁아지면서 혈류 장애가 생길 때 증상이 나타나게 된다. 엄밀한 의미에서는 동맥경화증의 완전한 예방이나 치료는 불가능하다. 이러한 동맥경화증에 의한 심뇌혈관질환의 발현은 유전적인 요소가 관여하고 있다고 밝혀져 있지만, 우리들의 나쁜 생활 습관들에 의해서 심하고 빠르게 진행하는 것을 알 수 있다.

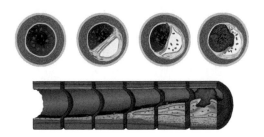

동맥경화증에 관여하는
위험인자와 **나쁜 습관들!**

동맥경화증에 관여하는 위험인자에 대해서는 이미 많은 것이 알려져 있다. 동맥경화증을 빠르게 진행시키는 요인은 우선 고콜레스테롤혈증, 흡연, 비만, 당뇨, 고혈압 및 운동부족 등이 있을 수 있다. 특히, 심장병의 가족력이 있는 사람은 협심증이나 심근경색증에 걸릴 확률이 그렇지 않은 사람에 비해서 3~4배 높아 유전적인 요소가 크게 작용한다. 남성은 같은 연령대의 여성보다 동맥경화증의 위험이 높아서 심장병의 빈도도 3~4배 정도 높다. 여성의 발병 시기는 남성보다 10년 정도 늦다고 볼 수 있는데, 대체로 남성은 45세, 여성은 55세 이상이면 하나의 위험 요인으로 간주된다. 여성은 폐경기에 접어 들면서 심장병의 발현 빈도가 갑자기 늘어 남자와 같아지게 된다. 이는 폐경기 전에 여성 호르몬에 의해서 혈관의 노화가 어느 정도 보호되기 때문이다. 그리고 마지막으로 어쩔 수 없는 위험인자는 나이라고 볼 수 있는데, 이는 나이가 들면서 진행된 동맥경화증으로 혈관질환이 발현될 가능성이 높기 때문이다. 그래서 나이, 성별 그리고 가족력 등은 우리의 힘으로 바꿀 수 없는 위험인자라고 볼 수 있다.

| 동맥경화증을 일으키는 위험인자들 |

교정이 가능한 위험인자	교정할 수 없는 위험인자
1. 고콜레스테롤 혈증 2. 흡연 3. 고혈압 4. 비만 5. 당뇨병 7. 스트레스, 운동부족	1. 연령(남 45세, 여 55세 이상) 2. 심장병의 가족력 3. 남자

동맥경화증으로 인한
혈관질환들

　동맥경화증은 전신의 혈관을 침범하는 광범위한 전신질환이라고 볼 수 있는데, 대동맥에 동맥경화증이 진행되면 혈관벽에 섬유화가 일어나고, 칼슘이 침착되어 석회화가 이루어지면 혈관이 탄력을 잃어 혈관벽에는 스트레스가 늘고 혈압이 오르며, 한편으로는 말초 혈관으로의 피의 순환이 원활하게 이루어지지 않는다. 동맥경화증이 진행되어 혈관이 심하게 좁아지게 되면 그 혈관이 혈류를 공급하는 장기에 허혈성질환이 생긴다.

　심한 협착병변이 뇌혈관에 생겨 혈류가 막히면 뇌졸중이 생기고, 심장혈관 관상동맥에 생기면 협심증이나 심근경색증이 되며, 신장으로 가는 혈관이 좁아지면 신성 고혈압이 생기고, 다리 혈관이 좁아지면 발끝으로의 피순환이 막혀 다리의 일부를 절단해야 되는 말초혈관질환이 생길 수 있다. 동맥경화증은 혈관 내경을 좁게 할 뿐만 아니라 때로는 혈관을 병적으로 크게 확장시키는 경우도 있다. 예를 들면 복부 대동맥에는 동맥경화증에 의해서 혈관이 막히기도 하지만 때로는 혈관이 크게 늘어나서 대동맥류를 만들기도 하는데, 갑자기 이 동맥류가 터지면 심한 출혈로 사망에 이르게 된다. 이렇게 동맥경화증에 의해 나타나는 질병은 다양하다.

♥♥ 말초혈관질환

올해 칠순 잔치를 한 김○○ 씨는 얼마 전부터 생긴 다리의 통증 때문에 걱정이 되어 병원을 찾았다. 20년간 당뇨와 고혈압으로 약물 치료를 받고 있지만 큰 불편감 없이 잘 조절되고 있던 터라 대수롭지 않게 여겼다. 하지만 최근 몇 달 사이 100m 거리에 있는 집 앞 슈퍼만 가도 극심한 다리 통증 때문에 주저앉아야만 했다. 가만히 있을 땐 아무렇지도 않지만 100m 정도 걷기만 하면 허벅지 쪽이 조이듯이 아파서 병원에 내원했더니, 다리로 가는 말초동맥이 동맥경화증으로 인해서 좁아져서 운동시에 통증이 생긴다는 사실을 알았다.

관상동맥질환인 협심증이나 심근경색은 우리에게 익숙하지만 말초동맥질환은 생소하게 느껴질 수도 있다. 동맥경화증은 우리몸 전신, 어느 동맥 혈관에도 생길 수 있는데 동맥경화증의 기본

병리 기전은 똑같다. 혈관에 찌꺼기가 쌓여 기계적으로 좁아지면 그 혈관이 먹여 살리는 말초 장기에 충분한 혈류 공급이 이루어지지 않아 허혈 증상이 생기게 되는 것, 심하면 혈관이 아주 막혀 장기가 아주 망가지는 현상이다.

말초동맥질환은 발생 부위에 따라 증상이 매우 다양하게 나타난다. 머리로 가는 경동맥에 동맥경화증이 생기면 뇌졸중의 위험이 높아지고 신장으로 가는 혈관이 좁아지면 신장 기능이 떨어진다. 또한 위의 환자처럼 다리로 가는 말초동맥이 좁아지면 걸을 때 다리가 아프다가 쉬면 가라앉는 통증이 생기는데 이는 협심증에서 흉통이 생기는 원리와 일맥상통한다. 말초동맥질환은 발생 부위에 따라 종아리, 허벅지, 엉덩이 등에 통증을 가져 온다. 병의 심한 정도에 따라 통증의 빈도와 크기도 다르고 다리로 가는 혈관의 병이 심해지면 발가락 색이 파랗게 변하고 다리 맥박도 없어진다. 이런 증상이 심해지면 다리가 괴사되어 절단해야 하는 일도 있다.

무엇보다도 규칙적인 하체 운동이 도움이 될 수 있는데, 일주일에 3회 이상, 30~45분, 12주 이상, 자주 하는 것이 좋다. 운동은 2개월만 해도 증상이 호전되지만, 적어도 6개월 정도 지속하는 것이 좋으며, 12개월 이상 유지하면 예방 효과가 지속된다. 치료는 심장혈관질환과 마찬가지로 약물 치료 및 재관류요법인 경피적 시술 혹은 우회 수술의 방법이 있다.

❤❤ 대동맥 박리

　높은 압력의 혈액은 심장에서 나와 대동맥을 통해서 온몸으로 공급된다. 따라서 대동맥은 가장 높은 혈압의 스트레스를 받는 신체 장기 중의 하나이다. 동맥경화증의 유병률이 높아지고, 고혈압 환자가 늘어나면서 대동맥에 문제가 발생하는 환자가 급증하고 있다. 대동맥 혈관벽의 일부가 찢어지는 대동맥 박리는 말 그대로 찢어지는 듯한 심한 가슴과 등쪽의 통증이 갑자기 발생하는 것이 특징이며, 상당 시간 지속된다.

　혈관 손상의 진행에 따라 목이나 등으로 뻗치는 양상을 보이기도 한다. 혈관 박리가 상행 대동맥이나 대동맥 궁에 발생한 경우 뇌혈관의 혈류를 방해하거나 차단할 수 있어서 실신이나 의식 장애, 뇌졸중이 발생할 수도 있다. 대동맥 파열이 생겨 심장을 싸고 있는 주머니, 즉 심낭으로 혈액이 급격히 새어 나오는 경우 심장을 압박하는 심낭압전이 생길 수 있어 저혈압 및 쇼크 상태를 만들 수 있다. 혈관박리가 복부 대동맥까지 진행하는 경우에는 복부에 칼로 베는 듯한 통증을 호소하기도 한다. 신장이나 내장 등의 주요 장기로 가는 동맥 혈관의 혈류 공급이 원활하지 않게 되며, 이에 따른 심한 복통과 더불어 장기 부전이 발생할 수 있다. 또한 척수 신경의 혈류 공급이 차단되면 하반신 마비가 생길 수 있다. 급성기 사망률이 50%를 넘는 매우 치명적인 질환이다.

　위험인자로는 조절되지 않거나 오래된 고혈압 기왕력이 가장 흔하고, 60대 전후의 연령, 대동맥벽이 튀어 나온 대동맥류와 같은 기존 병변, 심한 대동맥 동맥경화증 등도 잘 알려진 위험요인이다. 대동맥 혈관을 따라 혈관 박리가 진행되며 치명적인 증상을 만들기 때문에 질병 초기에 정확한 진단이 가장 중요하고, 혈관박리가 상행 대동맥의 뇌혈류를 막는 경우 심한 장기 손상이 우려되는 경우는 적극적인 수술 치료가 필요하지만, 수술에 따른 위험 부담이 아주 높은 질환으로 되어 있다.

♥♥ 대동맥류

동맥경화증이 진행되면서 혈관의 일부가 풍선처럼 늘어나는 현상으로 대동맥의 일부가 정상적인 직경의 1.5배 이상으로 늘어난 상태를 대동맥류라 한다. 심하면 혈관에 주머니를 달아 놓은 모양으로 보일 수 있다. 동맥류는 뇌, 심장, 하지 등 우리 몸에 있는 동맥 어디에나 생길 수 있으나, 흔히 생기는 곳은 대동맥이다. 대부분의 경우 복부 대동맥에 생기고, 25% 정도는 흉부 대동맥에 생긴다. 복부 대동맥류의 대부분은 신동맥보다 아래 부위에 생긴다. 대동맥류의 주원인은 동맥경화증으로 대부분의 경우 증상 없이 건강검진이나 다른 검사 중 우연히 발견되는 경우가 많다.

치료가 적절하게 시행되지 못하면 혈관 파열의 위험이 있기 때문에 정기적인 추적 관찰을 통하여 동맥류의 크기를 관찰하여야

한다. 크기가 갑자기 증가하거나 증상이 동반되거나 크기가 5~
6 cm를 초과하면 치료를 해야 한다. 기본 치료법은 개흉이나 개복
을 통한 수술로, 늘어난 대동맥을 제거하고 인조혈관으로 바꾸는
것인데, 최근 이 분야에서도 경피적 시술을 통한 스텐트 그라프트
(stent graft) 삽입술이 많이 시행되고 있다. 물론 치료와 동시에 동
맥경화증 예방과 치료를 위한 노력도 같이 진행되어야 한다.

우리들의 초상
52세 남자 양〇〇 씨

양〇〇 씨는 잘 나가는 회사의 전무 이사다. 6년 전에 아버님이 고혈압에 심근경색증으로 돌아가셨다. 한 직장에서만 20여 년, 아침 7시에 집을 나서면 밤 10시가 넘어서 집에 들어오는 바쁜 생활에 간혹 새벽까지 술을 마시거나 야근도 한다. 한동안 하루에 한 갑 이상 피웠던 담배를 끊었다가, 정신적으로 불안하고 일에 집중이 되지 않는데다 체중이 갑자기 몇 달 사이 5kg이 늘어나 다시 담배를 피우기 시작했다. 174cm, 작은 키는 아니지만 몸무게가 순식간에 86kg이 되었다. 운동은 주말에 한 번 나가는 골프가 전부다.

양〇〇 씨는 1년에 한 번 회사에서 지정하는 병원에서 건강검진을 받고 있다. 건강에 대한 우려 때문에 몇 년 전부터는 한 해도 빼놓지 않고 검사를 받고 있다. 올해의 건강검진 결과에서는 여러 가지 주의 사항이 지적되었다. 우선 비만으로 정상체중에 비해 30% 과체중이고, 공복 혈당치가 110mg/dL까지 올라가 있었으며 정상치가 99mg/dL으로 경계당뇨병이다. 당뇨병의 만성 정도를 알아보는 HbA1C 라는 지표는 6.4가 나왔다. 혈중 콜레스테롤이 250mg/dL로 높았고, 나쁜 콜레스테롤 LDL이 160mg/dL, 중성 지방도 320mg/dL로 높았다. 휴지기 혈압이 152/97mmHg으로 올라 있었고 갑상선 기능이 다소 떨어져 있는데 조금 두고 보자고 하였다. 일단 6개월 후에 당뇨 검사와 갑상선 검사를 다시 하기로 했다.

양OO 씨는 오늘부터 환자다. 우선 같은 나이의 보통 사람들에 비해서 심장질환이 생길 수 있는 가능성은 5~6배 높다. 아버지가 5세 때 심장병으로 급사하셨고 심장병의 가족력을 가지고 있는 남자로서 나이가 50세가 넘어 섰다. 우리가 어쩔 수 없는 심장병 위험인자인 나이, 가족력 및 성별, 3가지를 모두 가지고 있는 경우로 양OO 씨는 이미 환자다. 우선 치료를 요하는 정도의 고지혈증과 중성 지방 과다, 비만이라는 병이 생겼다. 잦은 술자리, 기름진 음식을 선호하는 나쁜 식습관과 운동부족 때문이다. 한국인의 평균 콜레스테롤 수치를 200mg/dL 정도로 보면 치료를 요하는 아주 높은 고콜레스테롤 혈증이다. 당뇨병의 위험이 높은 내당능 장애가 생겼고, 고혈압도 치료해야 한다. 하루에 한 갑씩 피우는 담배는 거의 독약에 가깝다.

다시 정리해 보면, 30%가 넘는 비만, 고콜레스테롤혈증, 내당능장애, 고혈압, 그리고 흡연에 이르기까지 평소 나쁜 습관은 모두 가지고 있다. 수년 내 양 씨가 심장병이 생길 가능성은 거의 100%에 가깝다고 볼 수 있다.

양 씨가 건강하게 살 수 있는 유일한 방법은 삶의 패턴을 바꾸는 일이다. 몸무게를 줄여야 하고, 고콜레스테롤과 고혈압에 대한 약물 치료를 받아야 하며, 담배를 끊어야 하고, 식습관도 바꾸어야 한다. 정확히 다시 태어나야 한다.

심장을 위협하는 위험인자와 일상생활에서 발병을 늦추거나 예방할 수 있는 좋은 습관에 대해서 정확한 지식을 쌓는 것이 중요하며, 무엇보다도 이것을 실천할 강력한 의지가 반드시 필요하다.

관상동맥질환

♥♥ 안정형 협심증이란?

10년 전 고혈압과 고지혈증을 진단받은 57세, 남자 윤○○ 씨는 은퇴하고부터 더 늦기 전에 살을 빼리라 결심하고 아침마다 등산을 하기로 했다. 오랜만에 산을 오르던 윤 씨는 갑작스런 가슴 통증에 발을 멈췄다. 가슴을 쥐어짜는 고통과 목에 고춧가루를 뿌린 것 같은 불쾌한 느낌이 들었다. 간만에 산행으로 몸이 놀랐나 싶었던 윤 씨는 잠시 경치를 감상하며 쉬어 보기로 했다. 죽을 것 같았던 가슴 통증이 말끔하게 사라졌다. 그는 통증을 대수롭지 않게 생각하고 다시 등산을 시작했다. 하지만 이런 현상은 몇 달이 지나도록 사라지지 않았다. 등산이 익숙해질 때도 됐는데 예전보다 더 자주 가슴에 통증을 느꼈다. 거기다 계단을 오르거나 무거운

물건을 옮길 때도 비슷한 통증이 계속되었다. 증세가 심상치 않다고 느낀 윤 씨는 반 년이 지나서야 병원을 찾았다.

혈액 검사 결과 저밀도 콜레스테롤(LDL)은 170mg/dL이었으나 심전도와 심장 초음파 검사 결과는 정상이었다. 더 정확한 진단을 위해 운동부하 검사를 시작했다. 운동부하 검사는 운동을 통해서 심장근육의 빈혈 상태를 알아보는 검사다. 검사를 시작한 지 5분도 지나지 않아 윤 씨는 등산했을 때와 같은 가슴 통증을 느꼈고 심전도에도 변화가 생겼다. 윤 씨는 검사 후 안정형 협심증 진단을 받았다.

안전형 협심증은 관상동맥질환 중에서 가장 전형적인 임상형태로 주로 운동을 하거나 움직일 때 흉통이 나타나는 것이 특징이다. 흉통이 운동 시에만 나타나는 이유는 운동을 할 때는 전신에 혈류의 요구량이 늘어나게 되며 이를 위해서 심장이 더 빨리 뛰게 되는데 이때는 심장 근육도 더 많은 혈액을 필요로 한다. 동맥경화증에 의해서 관상동맥이 물리적으로 좁아진 경우에는 심장근육에 필요한 만큼 충분한 혈액을 공급할 수 없기 때문에 심장 근육에 빈혈이 생겨 가슴의 통증을 느끼게 되는 것이다. 그래서 이런 경우를 허혈성 심장질환이라고 표현하기도 한다.

환자마다 흉통을 느끼는 양상은 매우 다양하다. '가슴이 조인다, 뻐개진다, 칼로 심장을 도려내는 듯하다, 고춧가루를 뿌려 놓은 것 같다, 가슴이 욱신욱신하다' 등의 다양한 흉통을 호소한다.

왼쪽 젖가슴 부위에 통증을 호소하는 것이 대부분이지만, 가슴 전체가 아픈 경우나 정확히 가슴 어디쯤이 아픈지 표현하지 못하는 경우도 많다. 이러한 흉통의 아주 중요한 특징은 무서울 정도로 심하다는 것이다. 그래서 다른 질환들의 가벼운 증상과 구별할 수 있다.

때로는 이러한 통증이 위쪽으로는 목에서 턱까지, 아래쪽으로는 배꼽 부위까지 생길 수 있고 때로는 왼쪽 팔 안쪽까지 뻗치는 경우도 있는데 이를 방사통이라 한다. 환자 중에는 운동할 때마다 심한 치통 때문에 몇 달간 치과 치료만 받은 사람도 있었다. 그보다 더 무서운 건 증상이 없는 경우이다. 어떤 환자들은 혈관이 완전히 막혔는데도 전혀 증상이 없는 경우도 있다. 따라서 특히 여자로 당뇨이면서 고령이거나 활동량이 많지 않을 경우, 이럴 가능성이 높으므로 의심될 경우 정기적인 심장 점검이 꼭 필요하다.

안정형 협심증의 경우는 전형적이고 특징적인 증상만으로도 진단이 가능하다. 심한 운동이나 스트레스를 받으면 가슴에 흉통이 생기며 쉬면 깨끗이 가라 앉는다. 흉통의 시간은 대개 2~3분을 넘지 않는다. 흉통의 양상은 다양하지만 협심증의 흉통은 무섭다. '이러다 내가 죽는 건 아닐까?'라는 두려움이 생길 정도의 심한 흉통이 특징이다. 운동 시에 생긴 흉통이 휴식에도 가라앉지 않고, 10~20분 지속되면 곧바로 병원을 찾아야 한다. 심근경색증으로의 이행을 의심해야 하기 때문이다. 안정형 협심증의 진단은 앞서 이야기 한 전형적인 증상만으로도 80% 정도의 환자에서 진단이 가능하다.

++ 정확한 진단에 필요한 검사들

1) 심전도 검사

심전도 검사는 심장병 검사 중에 가장 기본이 되는 검사 중 하나다. 심장이 평생 독립적으로 일을 하기 위해서는 다른 장기와 무관한 독립적인 발전소가 필요한데, 심장에는 우심방 상부에 동방결절이라는 전기 발전소가 있다. 이곳 발전소에서 방전된 전기는 심장 근육에 고르게 퍼져서 심장 근육을 수축시키는 역할을 하게 되는데, 이러한 심장의 전기적인 흐름을 몸 밖에서 인지해내는 작업이 심전도라고 볼 수 있다. 심장 근육에 빈혈이 생겨서 협심증이나 심근경색증이 유발되면 이러한 전기적인 흐름에도 지장을 초래하며, 그에 따른 전형적인 변화를 일으키게 된다. 따라서 몸 밖에서 심장 근육의 빈혈에 의해서 야기되는 협심증이나 심근경색증에 따른 전기적인 변화를 찾아냄으로써 이를 진단하게 되는 것이다.

심전도는 많은 협심증 환자, 특히 초기 환자에서는 정상일 수 있다. 그러나 전에 심근경색증을 앓았거나 현재 불안정형 협심증이 있는 경우에는 심전도에 특이한 이상 소견을 관찰할 수 있다. 실제로 협심증의 심전도 변화는 전형적인 몇 가지 틀을 가지고 있기 때문에 진단에 크게 어려움이 없다. 특히 흉통을 경험하는 그 당시에 심전도를 찍어보면 전형적인 이상 소견을 발견할 수 있다.

변이형 협심증 환자에서의 경우를 예로 들어 보면, 증상이 없을 때는 심전도가 정상이나 흉통이 있을 때는 전형적인 심전도 이상을 관찰할 수 있으며, 니트로글리세린을 사용하여 흉통이 없어지면 심전도가 다시 정상으로 돌아온다. 이와 같이 심전도는 심장 근육에 산소가 모자라는 빈혈 상태를 알려주며, 심장 근육이 죽는 심근경색증의 경우는 전기적으로 아주 특징적인 소견을 보여 진단에 결정적인 도움이 될 수 있다.

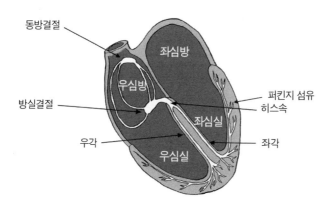

| 심장 내 전도로 |

2) 홀터 검사

홀터 검사란 작은 심전도 기계를 몸에 부착하고 하루 24시간 동안 계속해서 심전도를 찍어 보는 방법이다. 협심증의 심전도 변화는 흉통이 있을 때에만 특이적으로 나타나기 때문에 흉통이 없는 평상시에는 심전도를 이용한 협심증의 진단은 어렵다.

또한 24시간 심전도 검사는 병을 진단할 수 있는 민감도와 특이도가 낮으므로 안정성 협심증 진단에는 상대적으로 사용되지 않고 있으나 변이형 협심증이나 무증상 심근 허혈증의 진단에는 때로 유용한 검사가 될 수 있다. 이는 24시간 동안 계속적인 심장의 리듬을 기록할 수 있기 때문에 협심증에 나타날 수 있는 여러 가지 부정맥의 존재 여부도 같이 관찰할 수 있는 장점이 있다.

3) 운동부하 검사(트레드밀)

운동을 통해서 협심증을 유발하고 흉통이 있을 때에 심전도를 찍어 보는 방법이다. 협심증의 심한 정도와 환자의 예후를 판정하는데 중요한 검사 방법으로 운동부하 검사 시에 운동량이 그 환자의 생존율과 비례한다는 사실이다.

협심증의 진단에서 운동부하 검사는 심전도 검사 중에 하나로 협심증의 심전도 변화는 흉통이 있을 때에만 특이적으로 나타나기 때문에 운동을 통해서 협심증을 유발하고, 흉통이 있을 때에 심전도를 찍어 보는 방법이다. 협심증의 진단은 심장 근육의 빈혈 상태를 증명하는 것이 중요하므로 휴지기에 심전도가 정상일 때는 운동부하 등으로 심장 근육에 빈혈을 유발시켜서 심전도 변화를 유발하는 기초적인 검사이다. 이는 미리 심전도 전극을 흉부에 부착하고, 자전거나 러닝머신(트레드밀) 등 특별히 고안된 기계를 통하여 운동량을 점진적으로 증가시키면서 흉통과 연관된 심전도의 심근 빈혈 상태를 관찰하는 것이다. 협심증이 중증일 때는 대부분 환자에서 양성 결과를 볼 수 있으며, 운동량에 따라서는 협심증의 심한 정도와 환자의 예후를 판정하는데 중요한 검사 방법으로 되어 있다.

중요한 것은 운동부하 검사 시 운동량이 그 환자의 생존율과 비례한다는 사실이다. 운동부하 시 약간의 심근 허혈이 있다하더라도 운동량이 많으면 그 예후는 아주 양호한 것으로 되어 있다. 하지만 일부 환자에서는 흉통을 느끼지 못하는 경우가 있기 때문에 운동부하 등의 협심 유발 검사 시에는 특히 주의를 기울일 필요가 있다. 변이형 협심증 환자의 경우는 앞관상동맥 자체는 정상일 가능성이 많고 주로 혈관의 기능적인 경련이 관여하기 때문에 운동부하 검사는 음성 결과를 보이는 경우가 대부분이다.

운동부하 검사는 심장병의 진단뿐 아니라, 운동 능력에 따라서 심장병의 예후도 알아볼 수 있으므로 널리 사용되고 있으며, 특히 심장재활 프로그램의 운동 처방을 위해서는 필요하다. 다만, 증상이 매우 심한 불안정형 협심증이나 급성심근경색증일 경우에는 매우 위험하여 권하지 않고 있다.

4) 핵의학 심근단층촬영

방사성 동위원소를 이용한 심장 근육을 촬영하는 검사로 협심증 진단 및 심장 근육의 생존 여부도 확인할 수 있다.

특정한 방사성 동위원소(thallium)를 정맥 주사한 후 심장 근육의 생존 상태를 평가하는 중요한 방법이다. 이 동위원소는 살아 있는 심장 근육에만 흡수되어 심장 근육의 생존 상태를 알려주게 되는데, 운동부하나 약물 등에 의해서 협심 상태 즉, 심근 허혈 상태를 유도하면 심근 허혈 상태의 심장 근육에는 흡수되지 않다가 안정적으로 심근 허혈 상태가 풀리면 같은 자리에 다시 동위원소가 흡수되어 협심증의 진단은 물론이고 심근 허혈의 부위와 정도를 정확히 평가할 수 있는 방법이다.

또한 심근경색증으로 인해 심장 근육의 일부가 완전히 죽은 경우에는 그 부위에 동위원소가 전혀 흡수되지 않아서 쉽게 오래된 심근경색증도 진단할 수 있는 장점이 있다. 이 검사는 비교적 정확하며 90%의 협심증 환자에서 양성 결과를 얻을 수 있다. 심근 허혈이 규명된 경우에는 협심증의 치료 지침이 되므로 치료 여부 및 치료 방법을 선택하는데 중요한 검사라고 할 수 있다.

5) 심장초음파 검사

운동부하 심전도 검사에서와 마찬가지로 운동부하나 스트레스를 심장에 주어서 협심 상태 즉, 심장 근육의 빈혈 상태를 만들어 그 부위에 해당하는 국소적인 심장벽의 수축 운동 장애를 관찰하므로써 협심증의 진단이 가능하다.

심초음파 검사는 초음파를 이용하여 심장의 전체적인 모양이나 판막의 구조, 심장 근육의 두께 등을 재고 심장의 수축력을 실제 모습으로 볼 수 있는 비교적 손쉽고 유용한 검사이다. 협심증의 경우에는 안정 시 뚜렷한 이상 소견이 없는 것이 특징이나 심한 협심증이나 전에 심근경색증을 앓았던 환자들은 심장 근육의 일부가 기능적으로 손상되거나 죽어 있기 때문에 국소적인 수축 장애를 관찰할 수 있다. 따라서 안정 시 정상 소견을 보이는 협심증의 경우, 운동부하 심전도 검사에서와 마찬가지로 운동부하나 스트레스를 심장에 주어서 협심 상태 즉, 심장 근육의 빈혈 상태를 만들어 그 부위에 해당하는 국소적인 심장벽의 수축 운동 장애를 관찰함으로써 협심증의 진단이 가능하다.

협심증이 발생하여 심장 근육에 빈혈이 초래되면 이러한 심장 근육의 수축 운동 장애가 협심증에 의한 심전도 변화나 환자의 증상보다 먼저 나타난다는 사실이 알려진 후 심초음파를 이용한 협심증의 진단 방법이 널리 보급되고 있다. 특히 컴퓨터 프로그램의 개발로 심초음파도의 해상력이 개선되고, 운동부하 전후의 심초음파도 영상을 쉽게 비교할 수 있게 되어 쉽고 정확한 진단 방법으로 이용되고 있다. 심초음파 검사가 다른 방법에 비해서 유리한 점은 운동부하 심전도 검사로 심장 근육의 빈혈 상태 판정이 곤란한 경우에 유용하며, 심초음파를 하지 않고는 예상하지 못하는 흉통의 원인(판막질환, 진구성 심근경색증, 심낭염, 비후성 심근병증, 승모판 일탈증, 대동맥박리 등)을 발견할 수 있기 때문에 크게 도움이 된다.

6) 전산화 단층촬영(Computed Tomography : CT)

관상동맥 CT 촬영은 혈관의 좁아져 있는 부위를 비교적 정확히 알 수 있고 혈관이 막힌 양상, 칼슘 침착 정도를 비교정량적으로 분석할 수 있다.

현재까지 관상동맥질환을 진단하는 표준 검사는 관상동맥 조영술이었지만, 관상동맥 전산화 단층촬영은 혈관에 도관을 삽입하지 않고도 관상동맥을 직접 관찰하여 질환이 있는지 진단하는 것이 가능하다. 최근 들어 검사의 편리성 때문에 이용 횟수가 부쩍 증가하고 있다. 2000년대 초반에는 이 검사를 할 때 40초간 숨을 참아야 해서 힘든 검사였지만 지금은 과학의 발달로 수초 안에 끝날 정도로 검사 시간이 단축되어 검사 자체의 편리성이 증가되었다.

관상동맥 CT 촬영은 혈관의 좁아져 있는 부위를 비교적 정확히 알 수 있고 혈관이 막힌 양상, 칼슘 침착 정도를 정량적으로 분석할 수 있으나 협착 병변의 기능적인 평가를 하기 어려운 단점이 있다. 최근 들어서는 협착 병변의 기능적인 평가를 하기 위한 노력이 적극적으로 이루어지고 있어 향후 허혈성 심질환의 진단에 중요한 역할을 할 수 있을 것으로 기대한다.

심장 CT	심장혈관 조영술

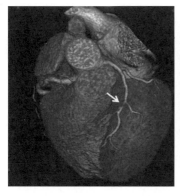 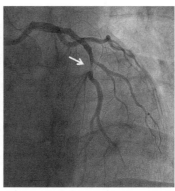

54세 남자, 건강 검진 CT 검사상 좌전하행지 중간 부위의 협착소견이 관찰되어 혈관 조영술을 시행한 결과 CT 소견과 똑같은 부위에 심각한 협착 부위가 관찰된다.

7) 관상동맥 조영술 및 분획혈류예비능(FFR, Fractional Flow Reserve) 검사

치료 결정을 위해서 관상동맥 조영술 및 분획혈류예비능 검사가 매우 유용하며 이를 통하여 불필요한 스텐트 시술이나 관상동맥우회로 수술을 줄일 수 있다.

여러 가지 새로운 영상 기술에 의해서 진단 방법이 개발되고는 있지만 아직도 관상동맥 조영술은 혈관의 좁아진 모양이나 정도를 평가하는 가장 확실한 검사 방법으로 이용되고 있다. 본 시술은 다리의 동맥 혈관(대퇴 동맥)이나 손목(요골 동맥)을 통해 가느다란 관을 이용하여 직접 심장의 관상동맥을 찾아 조영제를 주입하여 관상동맥을 필름으로 찍어냄으로써 혈관의 막힌 부위와 심한 정도를 정확하게 알 수 있다. 그러므로 운동부하 검사나 핵의학 검사에서 이상 소견이 나타나면 많은 환자에서 관상동맥 조영술을 시행하게 된다. 이 검사는 관상동맥의 좁아진 부위와 그 정도를 정확히 진단할 수 있으며 또 그 예후를 평가하는 데도 많은 도움이 된다. 그리고 비약물적 치료방법인 관상동맥 풍선확장술 및 그물망 시술, 관상동맥 우회로 수술 등을 시행하기 위해서는 필수적인 검사로 되어 있다.

특히 변이형 협심증의 진단을 위해서는 관상동맥 조영술로 혈관이 정상인 것을 확인한 후에 특수한 약물을 이용하여 관상동맥의 경련을 확인하기 때문에 다른 방법으로 확진이 되지 않은 상태에서는 변이형 협심증을 진단하기 위한 유일한 방법으로 되어 있다. 다만, 출혈성질환이나 소인이 있는 경우, 조절되지 않은 심한 고혈압, 고열, 심한 빈혈, 조영제 과민 반응이 있는 경우 등이 금기증에 해당되는데, 이는 실제 관상동맥질환과는 아무런 관계가 없다.

검사에 따르는 합병증으로는 0.01~0.1% 정도의 심근경색증, 뇌졸중, 조영제 과민 반응 등이 있을 수 있으며, 2,000명 중에 한 명 정도의 사망률을 보이는데, 이는 확률이기 때문에 비교적 안전한 검사에 속한다. 환자들이 이 검사에 대하여 막연한 두려움을 가질 수 있는데, 국소 마취를 한 상태에서 환자 자신은 거의 통증을 느끼지 못하고 시행되는 안전한 검사이다.

하지만 최근 들어서는 눈으로 보는 병변의 협착 정도보다 좁아져 있는 혈관의 혈류가 얼만큼 유지되어 있느냐가 치료를 결정하는 정확한 지침이 되었다. '50% 이상 혈관이 좁아져 있다고 해서 모두 협심증이 아니다'는 생각을 늘 염두에 두어야 한다. 관상동맥 조영술 후에 협착 병변의 전후로 압력 차를 측정하여 간접적으로 혈류의 차이를 측정함으로써 스텐트 시술을 필요로 하는지, 아니면 약물치료로 경과 관찰만 해도 되는지를 판정하는 '분획혈류예비능(FFR, Fractional Flow Reserve)' 검사가 있다. 이 검사의 가장 큰 장점은 관상동맥 조영술 검사상에서 발견되는 협착병변들의 평가가 조영술과 동시에 수술실 안에서 이루어질 수 있기 때문에 불필요한 시술을 최대한 막을 수 있다는 것이다. 분획혈류예비능 검사는 가느다란 압력철선을 이용하여 협착병변 전후 혈류의 압력차를 직접 잰다. 아데노신이라는 혈관확장 약물을 정맥에 투여하여 심장혈관의 말초저항을 거의 줄인 상태에서 검사를 진행하기 때문에 협착 병변의 압력차는 곧 수학적으로 병변이 있는 혈관의 혈류를 대변하게 된다.

서울아산병원에서는 이 검사법을 적극 활용하여 꼭 필요한 병변에만 스텐트를 삽입함으로써 불필요한 시술을 최소화하면서 더 좋은 임상 결과를 만들어 낼 수 있게 되었다. 최근에 필자 및 본원 연구진에서 혈관 조영술상에서 혈관이 50~70% 좁아져 있는 사람 중에 분획혈류예비능 검사를 시행해 60% 이상의 환자에서 혈류량이 정상으로 유지되며, 협심증이 전혀 없다는 연구 결과를 발표하였다. 어떤 혈관이던지 50% 이상 좁아져 보이면 치료할 수 있다는 지금까지의 스텐트 치료를 고려해 보면 가히 충격적이라고 할 수 있는 개념의 변화다. 실제로도 지난 5년간 환자를 치료하는 패턴은 많이 바뀌었다. 스텐트 시술은 40% 정도 줄었고, 그외 불필요한 시술을 줄임으로써 시술에 따른 여러 합병증도 줄어들게 되었다.

더 큰 변화는 분획혈류예비능 검사를 시행하면서 관동맥 우회로수술 건수가 정확히 반으로 줄었다는 것이다. 심장혈관 3혈관에 모두 50% 이상의 협착병변이 있는 경우(관상동맥 3혈관질환의 경우) 각 혈관별로 분획혈류예비능 검사를 시행해 보면, 기능적으로 3혈관 모두 혈류량이 떨어져 있는 진짜 3혈관질환은 14% 밖에 되지 않는다. 반드시 수술을 필요로 하는 환자는 아주 소수라는 것을 알 수 있다. 이는 비교적 새로운 개념의 치료 방법이기 때문

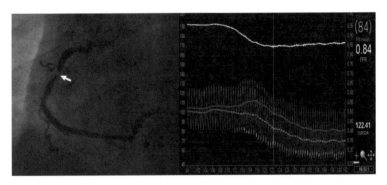

62세 남자, 관상동맥 조영술상 우관상동맥 중간 부위에 80~90%의 동맥경화로 인한 협착이 발견되었다. 환자는 증상이 전혀 없었으며 등산을 하는데도 전혀 문제가 없을 정도로 건강했다. 분획혈류예비능을 측정한 결과, 혈류가 16%만 감소되어 협심증이 없는 것으로(통상적으로 협심증은 20~25% 이상 혈류가 감소해야 발생한다) 판단하여 약물 치료를 시행하여 현재 환자는 5년째 매우 건강하게 잘 지내고 있다.

에 의사와 환자 모두 알아두어야 할 새로운 지식이다.

++ 안전형 협심증의 치료

협심증 치료는 크게 약물적 치료와 재관류요법인 스텐트 시술과 관상동맥우회로 수술이 있다

협심증의 치료는 크게 약물 치료와 비약물 치료로 나누며, 비약물 치료에는 좁아진 혈관을 직접 넓혀주는 스텐트 시술과 가슴을 절개하고 좁아진 혈관을 동맥이나 정맥 혈관을 이용하여 우회로를 만들어 주는 관상동맥우회로 수술이 있다. 환자의 특성과 병의 경중도에 따라서 이중 한 가지 방법을 선택하든지 병합하여 치료하게 된다. 관상동맥우회로 수술의 경우는 특정한 환자군에서는 약물 치료에 비해서 치료효과가 좋은데, 구체적으로 심장혈관 세 가지에 모두 심한 협착병변이 있으면서 심실의 기능이 많이 떨어져 있는 환자, 좌관상동맥 주관부에 심한 협착병변이 있는 경우에는 수술에 의한 우회로수술이 장기 생존율을 늘리는 것으로 되어 있다.

1) 심장의 든든한 보험 심장약

심장약은 관상동맥질환의 위험 인자를 관리해주고, 혈관을 확장하여 증상을 완화시키면서 혈전 생성을 억제하고 병의 진행을 둔화시킨다.

약물 치료의 목적은 기본적으로 혈전 형성을 억제하고 심장혈관, 관상동맥을 확장시키며 심장이 무리해서 일하지 않도록 편한 환경으로 만들어주기 위해서다. 실제로 약물 치료는 동맥경화증으로 심하게 좁혀진 혈관을 넓혀주는 효과가 스텐트 시술에 비해 크지 않지만, 심장 근육이 하는 일을 덜어줌으로써 협심증이 생기는 빈도나 통증의 강도를 감소시켜준다.

약물 복용 후에 흉통이 줄거나 없다고 해서 병이 완전히 나았다고 생각하면 안 된다. 안정형 협심증에서의 약물 치료는 아주 기본이 되고 중요한 치료다. 특히 최근에 고지혈증 치료제는 베타 차단제, 아스피린과 함께 환자의 장기 생존율 및 이차 예방을 위해서 아주 중요한 약제로 자리잡았다. 이러한 약물 치료는 최근 들어 보편화되어 있는 스텐트 시술에 비해서는 생존율이나 삶의 질에 있어서도 전혀 뒤지지 않는다.

협심증 치료에 사용되는 약제들로는 니트로글리세린 제제(질산염 제제), 베타 차단제, 칼슘 차단제, 항혈소판 제제 및 고지혈증 치료제가 있다.

① 가장 오래된 치료 약물, 니트로글리세린

흉통 발작 시에 응급으로 사용되어지는 설하정, 연고 및 부착제와 뿌리는 니트로글리세린 제제(spray) 등의 속효성 제제와 그 외 일상 복용을 위한 서방형이 있다. 속효성 니트로글리세린은 흉통이 발생했을 때 통증을 빠르게 완화시켜 줄 수 있는 응급약으로 수십 초에서 수분 내에 효과를 나타낼 수 있다.

니트로글리세린은 혀 밑에 넣는 설하정과 혀 밑에 뿌리는 스프레이 제품이 있다. 설하정을 복용할 때는 약을 삼키지 말고 혀 밑에 넣어 녹여야 하고 다 녹을 때까지는 침을 자주 삼키지 말아야 한다. 일반적인 알약처럼 삼키는 방법으로 복용하면 아무런 효과가 없다. 협심 흉통 발작 시에 설하정 니트로글리세린 제제의 효과는 수십 초에서 수분 내에 나타나는 것이 보통이며, 5분 이내에 통증이 완화되지 않으면 반복해서 사용할 수 있다. 흉통이 20분 이상 지속될 때에는 불안정형 협심증이나 심근경색증으로의 이행이 의심되므로 신속한 의사의 판단을 구할 필요가 있다.

원칙적으로 협심 발작은 일어나지 않는 쪽이 좋으나, 발작이 예측되는 상황인 계단을 올라간다든지 빨리 뛰어야 하는 경우 등에는 니트로글리세린 제제를 예방 목적으로 미리 사용하는 것이 오히려 좋다. 연고 및 부착제는 대부분 좌전 흉부에만 첨부하는 것으로 알고 있지만 상복부, 배부, 대퇴부 및 상완부에도 흡수 효과는 같으며, 접촉성 피부염 등을 방지하기 위해서 첨부 부위를 바꾸는 것도 좋다. 부작용으로는 두통, 안면 홍조, 혈압 저하, 녹내장 악화 등이 있다.

약효가 유지되는 보관 기관은 설하정은 3개월, 스프레이 제제는 개봉한 후 1년 정도이다. 혀 밑에 넣었을 때 톡 쏘는 듯한 작열감이 없으면, 약효가 떨어진 것일 수 있으므로 유효기간을 잘 확인해 두어야 한다. 반드시 서늘한 곳에서 햇빛 노출을 차단하여 보관한다. 서방형 제재는 베타 차단제와 칼슘 차단제의 병합 투여에도 증상의 조절이 되지 않는 경우에 같이 투여할 수 있으며, 특히 심하게 심장의 수축 기능이 떨어져 베타 차단제나 칼슘 차단제를 자유롭게 쓸 수 없을 때 요긴하게 선택할 수 있는 약물이다.

② 가장 중요한 약물, 아스피린

아스피린은 협심 흉통 자체를 완화시키기 위한 약제는 아니지만 모든 형태의 관상동맥질환, 협심증과 심근경색증 후에 2차 예방을 위해서는 필수 약물이다. 관상동맥질환이 있는 환자라면 아스피린을 장기 복용할 것을 권한다. 하루 적정량은 80~200mg 정도로 소량의 아스피린만으로도 혈전을 억제한다.

하지만 관상동맥질환이 없는 경우에 1차 예방의 목적으로 아스피린을 사용하는 데는 아직 이론의 여지가 많다. 다만, 관상동맥질환이 없더라도 당뇨, 고혈압, 고지혈증, 흡연, 가족력 등의 위험인자를 가지고 있어서 향후 관상동맥질환 발현의 위험성이 높을 경우, 1차 예방 목적으로 아스피린의 투여를 권하고 있다. 간혹 위장관 출혈이나 염증을 유발하거나 수술 후 출혈 가능성을 다소 높이는 단점이 있으므로 위험인자가 없거나 비교적 건강한 사람, 특히 여자들은 일부러 아스피린을 복용할 필요는 없다. 이런 경우에는 아스피린을 복용함으로써 얻는 효과보다는 뇌출혈이나 위장관출혈로 인한 위험성이 더 크게 나타날 수 있기 때문이다. 그러므로 아스피린 복용에 관해서는 의료진과의 상의가 반드시 필요하다.

관상동맥질환 환자에서는 소량의 아스피린만큼 심장질환의 재발을 예방할 수 있는 보약은 없다. 스텐트 시술 후에는 클로피도그렐이라는 항혈소판 제제의 병용 투여가 중요한데, 혈소판 억제 기능을 향상시키기 위해 아스피린과 함께 투여하게 된다. 특히 약물 방출 스텐트를 시술한 경우에는 스텐트 혈전 형성을 방지하기 위해 적어도 1년 이상 아스피린과 병행 투여하는 것을 권하고 있다.

③ 사망률을 줄일 수 있는 유일한 약물, 베타 차단제

협심증 치료제로써 베타 차단제는 심장 박동수를 감소시키고, 심장 근육의 수축력 저하 및 혈압 저하 등에 의해서 심장 근육의 산소 수요량을 감소시키는 것이 주작용이다. 베타 차단제는 심장이 무리하지 않도록 일을 줄여주는 역할을 하는데, 특히 혈압 강하 효과가 우수하기 때문에 고혈압이 있는 환자에서 더욱 유용할 수 있다. 또 심근경색증 후에는 사망률 감소 등의 예후를 개선시킬 수 있는 가장 중요한 약제에 해당된다. 하지만 심장 수축력이 많이 떨어져 있는 환자의 경우 심부전 증상이 악화될 수도 있다는 단점이 있다.

맥박이 아주 느려지거나 심장의 전기적인 자극이 심실로 전달되어지는 방실결절 등의 전도 장애, 혈압 저하, 말초순환 부전, 기관지 천식, 저혈당, 발기 부전, 권태감, 그리고 우울 상태 등이 따를 수 있다. 특히 고령자나 심장 수축력이 저하된 경우에는 칼슘 차단제와 병용 시 심한 전도 장애 합병증을 초래할 수 있기 때문에 소량으로 투약을 시작하는 등 세심한 배려가 필요하다.

대표적인 베타 차단제는 테놀민, 켈론, 인데랄, 셀렉톨 등을 들수 있으며, 이는 환자에 따라서 그 처방이 달라질 수 있다. 또한, 베타 차단제를 갑자기 중단하면 고혈압과 협심증이 악화될 수 있으므로 임의로 약을 끊는 것은 위험하다.

④ 때로는 해가 될 수 있는 칼슘 차단제

칼슘 차단제는 이름 그대로 심장 근육 내의 칼슘 이온의 흐름을 차단하는 약제다. 이로 인해 관상동맥 및 말초혈관을 확장시켜서 심장 근육의 혈류량을 증가시키고 심장 근육의 수축을 직접 억제하여 협심증상을 줄일 수 있다. 베타 차단제만으로 협심증 증상이 조절되지 않을 경우 병합 복용을 고려한다. 베타 차단제와 함께 투여하는 경우 심장의 전기 흐름이 심각하게 저해될 수 있으므로 세심한 주의가 필요하다. 부작용으로는 강력한 혈관확장에 의해서 안면 홍조가 가장 많고 혈압 저하를 일으킬 수 있으며, 때로는 다리에 경도의 부종이 생기는 경우가 있는데 통상 그대로 복용해도 문제가 되지 않는다.

고령 환자에서는 여러 종류의 전도 장애가 나타날 수 있으며, 장기 복용으로 잇몸 비후가 나타나는 경우가 있는데 이때는 약물복용을 중단해야 한다. 특히 불안정형 협심증의 경우에 속효성 아달라트 칼슘 차단제의 사용은 심한 혈압 하강에 따른 보상 작용으로 심장의 맥박이 빨라질 수 있기 때문에 오히려 환자의 증상을 악화시키는 경우도 있을 수 있다.

　따라서 환자의 임상 상태에 따라서 서로 다른 칼슘 차단제의 선택이 중요하다. 대표적인 칼슘 차단제는 헤르벤, 아달라트, 베라파밀, 노바스크 등을 들 수 있으며, 이는 환자의 상태에 따라서 선택이 달라질 수 있다.

⑤ 콜레스테롤 저하제 스타틴

　고지혈증은 심혈관질환을 발생하게 하는 위험 요소 중에 하나다. 특히 흡연이나 고혈압, 당뇨 등의 관상동맥질환의 위험 요소를 이미 가지고 있는 경우에는 고지혈증의 철저한 관리가 필요하다. 고지혈증은 일생을 두고 치료를 해야 하는 병이기 때문에 비약물요법이 매우 중요하다. 하지만 협심증으로 진단받은 사람은 반드시 약물 치료를 해야 한다. 대표적인 콜레스테롤 강하제로는 '스타틴' 이라는 약물이 있는데, 이 종류의 약들은 나쁜 콜레스테롤 LDL을 강력하게 낮춰주고 대신 좋은 콜레스테롤 HDL을 높여준다. 또한 콜레스테롤을 낮추는 효과뿐 아니라 동맥 경화 형성 과정에 기여하는 염증의 진행을 억제하는데도 도움이 된다.

　관상동맥질환이 경증인 경우에는 고지혈증 약물 치료만으로도 협심증의 치료 효과도 있다. 장기 투여 시 간기능 수치가 다소 올라가는 경우가 있을 수 있으나 임상적으로는 문제가 되지 않으며,

많은 양을 썼을 경우 아주 드물게 근육괴사가 일어나는 경우도 있다. 콜레스테롤 수치가 높지 않아도 관상동맥질환이 있는 경우에는 스타틴의 복용을 고려해 볼 수 있으며, 특히 스텐트 시술 후에는 항혈소판제와 더불어 관상동맥질환 치료 예방에 가장 중요한 약제 중의 하나이다. 협심증, 심근경색증 등의 관상동맥질환을 혈관의 동맥경화증이 원인인 전신성 대사질환으로 보면, 이러한 고지혈증의 치료가 가장 중요한 치료라고 볼 수 있다.

2) 막힌 혈관을 열어 주는 약물 코팅 스텐트

관상동맥 스텐트 시술은 손목 부위의 요골동맥이나 사타구니 부위의 대퇴동맥의 혈관 부위에 바늘구멍 하나 정도의 크기로 도관을 삽입한 후 이를 이용해서 스텐트라고 하는 금속망을 삽입하여 막힌 혈관을 넓혀 주는 시술을 말한다. 관동맥 혈관성형술이라고 할 수 있다.

이 시술은 1979년 스위스의 그룬치히라는 의사에 의해서 처음으로 관상동맥의 협착병변에 작은 풍선을 이용해서 부풀려 줌으로써 좁아진 병변을 열어 주는 풍선성형술(balloon angioplasty)로 시작했다. 이후 풍선확장성형술은 유럽과 미국에 보편화되기 시작했으며, 선택된 환자에서는 아주 중요한 치료 시술로 자리 잡았다. 협심증의 치료 분야에 획기적인 혁명이었지만 풍선성형술은 성형한 혈관에 40~50%에서 다시 좁아지는 재협착의 큰 단점을 가지고 있었다. 이 단점을 보강하기 위해 개발된 것이 스텐트 시술이다. 풍선으로 열어준 혈관병변이 다시 좁아지지 않도록 금속철망(스텐트)으로 혈관벽을 지지해 준다. 문제는 이러한 스텐트 시술 후에도 25~30% 정도의 환자에서 다시 재협착이 생긴다는 것이었다.

이러한 단점을 개선하기 위한 다음 단계의 개발품이 약물코팅 스텐트라고 볼 수 있다. 항암 치료에 쓰는 약물을 스텐트에 코팅하여 스텐트 시술 후에 다시 자라 들어 오는 혈관 조직의 증식을 억제함으로써 재협착의 빈도를 거의 5% 이내로 줄이는 데 성공했다. 2002년부터 상용화하기 시작해서 현재로서는 심장혈관질환의 치료에 효과적인 시술로 자리 잡았다.

지금까지 약물코팅 스텐트의 치료 효과들을 종합 분석해 보면, 약물 치료와 비교 했을 때 환자의 생존율을 늘리지는 못하나 협심 증상을 개선하는 데는 약물 치료에 비해서 우월한 것으로 증명되었다. 특히 협착병변에 의해서 심근의 많은 부분, 10% 이상이 심근

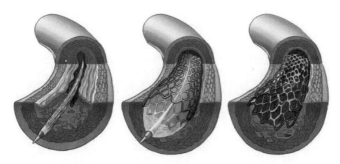

동맥경화에 의한 죽상반으로 관상동맥 내경이 심각하게 좁아진 상태에서 스텐트를 정확한 곳에 위치 시킨 후 스텐트 내의 풍선을 확장함으로써 스텐트를 혈관 크기에 맞게 늘려준다. 도관과 풍선을 제거하고 스텐트만 병변 부위에 남아 있게 된다.

허혈 상태에 있을 때는 스텐트 시술도 약물보다 치료 효과가 좋다.

① 혈관이 좁아져 있다고 해서 모두 협심증은 아니다

진료실을 찾아온 50대 남성이 의자에 앉자 마자 '심장에 스텐트를 넣어야 한다던데, 오늘 당장 시술할 수 있나요'라고 물었다. 얼마 전에 종합 건강검진을 받았는데, 전산화 단층촬영(CT)에서 '관상동맥이 60% 정도 좁아져 있으므로 스텐트 시술이 필요하다'는 소견을 듣고 겁이 나서 찾아온 것이다. 하지만 관상동맥 조영술을 시행해 보니 오른쪽 혈관이 70% 정도 막혀 있었지만 직접 스트레스 혈류량을 측정한 결과 80% 이상의 충분한 혈류가 유지되어 스텐트를 넣을 필요가 없었다. 이 남성은 이후 아스피린과 콜레스테롤 저하제 등의 약물 치료만 가지고 건강하게 지내고 있다.

관상동맥 혈관을 직접 찍어 보는 전산화 단층촬영(CT)이 보편화되면서 이와 같은 환자들이 부쩍 늘고 있다. 좁아진 심장 혈관을 그물망으로 넓혀 주는 스텐트 시술법은 30여 년 전에 개발된 후 현재 협심증, 심근경색증의 기본 치료법으로 자리 잡았다. 하지만 심혈관질환의 전문의라도 스텐트 시술 적용을 결정하는 것은 여전히 쉽지 않다. 예전에는 심장혈관이 50% 이상 좁아진 경우는 거의 스텐트 시술이 되었지만, 최근의 여러 연구 결과 심혈관이 절반 이상 좁아져 있더라도 좁아진 혈관을 지나가는 혈류량이 충분하면 스텐트 시술을 할 필요가 없는 것으로 밝혀졌다. 오히려 스텐트 시술에 따른 여러 가지 심장 합병증의 빈도를 높이는 것으로 나와 있다.

실제로 혈관 조영술에서 심혈관이 50~70% 좁아져 있는 사람 중에 60% 이상의 환자는 협심증이 전혀 없다는 연구 결과가 보고되면서, 스텐트 시술 여부는 영상 검사 사진만 보고 결정하는 것이 아니라 혈관의 혈류 기능을 확인한 뒤에 결정하는 것이 미국 심장학회와 유럽심장학회에서 권하는 표준 진료 지침으로 되어 있다.

최근 서울아산병원 연구 결과에도 혈관이 좁아져 있어도 혈류량에 큰 이상이 없는 환자에게 스텐트 시술을 최소화했을 때 장기 사망률, 뇌졸중 발생, 재시술 빈도 등이 무조건 스텐트를 삽입한 환자군에 비해서 모두 감소했다. 눈으로 보기에 혈관이 좁아졌다 하더라도 혈관의 혈류량이 80% 이상 유지되는 경우는 스텐트 시술이 필요 없다는 점이 증명되어 이제는 스텐트 시술을 최소화하는 것이 새로운 치료 기준이 되었다.

3) 관상동맥 우회로수술을 받아야 되는 경우

관상동맥 우회로 수술은 관상동맥질환이 매우 심하거나 스텐트 삽입술이 힘들 경우 개흉을 통해서 시행하게 되는 수술이다. 이 수술은 상완의 요골동맥, 다리 부위의 복제 정맥 및 흉부의 내유동맥 등을 이용하여 폐쇄되거나 좁아진 관상동맥을 우회해서 좁아진 동맥 혈관의 아래쪽(원위부)으로 혈관을 붙여주는 외과적인 치료 시술이다. 말하자면 경부고속도로에 정체가 심해 꼼짝할 수 없을 경우 중부고속도로로 우회해서 가는 방법과 같은 이치다. 흉골을 절개하여 흉곽을 벌려서 수술을 진행하는 전통적인 방법 뿐 아니라, 최근에는 혈관 이식 범위가 넓지 않은 경우 로봇 수술 등 의 최소 절개로 수술을 진행하는 방법도 가능하다. 이 역시 숙련 된 외과의에 의해서 수술되어지는 경우 2% 이하의 사망률을 갖는 유용한 치료 방법이다.

관상동맥 우회로 수술의 경우는 대부분 병이 아주 심한 중증의 환자에게 선택될 수 있는데 구체적으로 심장혈관 세 가지에 모두 심한 협착병변이 있으면서 심실의 기능이 많이 떨어져 있는 환자, 좌주간부 관상동맥에 협착병변이 있는 경우 혹은 3혈관질환에 당 뇨가 동반된 경우에는 수술에 의한 우회로수술이 장기 생존율을 높이는 효과적인 치료법이다. 하지만 최근 들어서는 약물코팅 스 텐트의 기술적인 발달로 수술을 필요로 하는 많은 환자들이 약물 스텐트 시술로 대치되고 있다.

최근 우회로술의 효과가 장기 생존율에 확실히 도움이 된다는 세 개 이상의 다혈관 관상동맥질환의 경우에도 최근 들어 관상동 맥 스텐트 삽입술이 활발히 시행되어 비교적 양호한 경과를 나타 내고 있다. 종합적인 임상연구 결과는 사망률, 심근경색의 빈도 등에서는 큰 차이가 없으나 스텐트 시술의 경우 추적 기간 중 재 시술의 빈도가 다소 높고 수술의 경우는 뇌졸중의 빈도가 다소 높 은 것으로 되어 있다. 향후 더 큰 대규모의 임상 연구가 이루어져야 할 부분이지만 치료 방법의 선택은 환자의 나이, 질환 상태 및 동반 질환의 여부에 따라서 전문적인 이해가 필요하다.

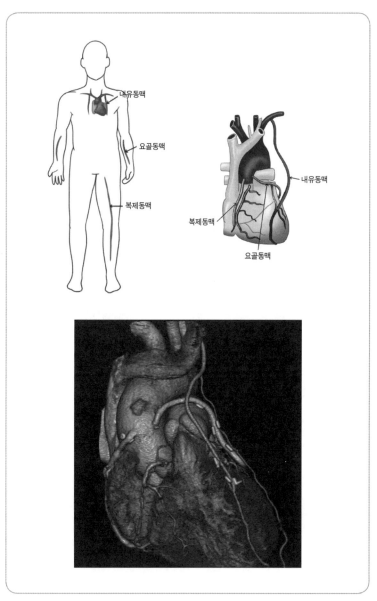

 내부 라벨:
내유동맥
요골동맥
복제동맥

내유동맥
복제동맥
요골동맥

좁아지거나 꽉 막힌 부분을 건너 뛰어 관상동맥 원위부에 새로운 혈관을 이어 붙임으로써 우회로를 통하여 혈류를 공급하는 것이 관상동맥 우회로수술이다.

++ 좌관동맥 주간부 협착병변 스텐트 시술로 관상동맥 우회로수술을 대치한다

좌주간부 관상동맥은 매우 중요한 부위로 병변이 있을 경우, 개흉을 통한 관상동맥 우회로술이 표준 치료였으나 최근 스텐트 시술을 이용하여 비교적 간편하게, 효과적으로 치료할 수 있게 되었다.

관상동맥은 크게 세 가닥으로 나뉜다. 오른쪽에 우관상동맥과 왼쪽의 두 가닥 좌전하행지 및 좌회선동맥으로 구성되어 있는데, 왼쪽의 두 혈관은 좌관동맥주관부라고 하는 커다란 단일 입구 부위에 기시한다. 따라서 좌관동맥 주관부는 심장혈관 왼쪽의 아주 큰 두 혈관을 내어 주기 때문에 심장 전체 근육의 2/3 이상을 먹여 살리는 아주 중요한 혈관이다. 따라서 좌주간부 혈관에 협착병변이 있는 경우는 적극적으로 치료하지 않으면 심한 협심증이나 심근경색, 돌연사로 발전할 가능성이 다른 부위보다 매우 높다. 그래서 좌주간부 혈관질환의 교과서적인 고전적 치료 방법은 관상동맥 우회로수술이다. 40여년 전 시행된 임상 연구에서 좌관동맥 주간부에 협착병변이 있는 환자의 경우는 약물 치료에 비해서 수술적인 방법이 더 오래 사는 것으로 규명되었다.

필자와 본원의 연구팀은 스텐트 시술이 보편화되면서 좌관동맥 주간부병변에서의 스텐트 치료가 수술을 대치할 수 있다는 가능성을 처음 제기하였으며, 지난 20여년 동안 좌관동맥 주간부병변에서의 스텐트 치료 시술에 대한 많은 연구와 임상 경험으로 세계적인 변화를 이끌어 왔다. 수술과 시술의 차이는 임상적인 의미에서 보면 엄청나게 크다. 수술은 우선 전신 마취를 해야 하고 가슴을 절개해서 다리나 팔의 혈관을 이용해 우회로 혈관을 이식한다. 회복 시간이 길고 수술에 따른 합병증 등을 고려하면, 환자 입장에서 간단한 스텐트 시술이 더 좋을 수밖에 없다. 스텐트 시술은 다리나 팔의 혈관을 통해서 작은 관을 통하여 시행하는데 30분에서 1시간 정도의 시술로 수술과 같은 치료 효과를 얻을 수 있는 장점이 있다.

최근까지 수술과 스텐트 시술의 임상 연구 결과를 보면 사망이나 심근경색증의 빈도에 있어서는 서로 다른 두 치료 사이에 차이가 없었으며, 수술하는 환자군에서 뇌졸중의 빈도가 높고, 스텐트 시술하는 환자군에서는 다시 시술을 해야 되는 빈도가 많은 것으로 되어 있다. 최근 시술에 대한 치료 개념이 발전되어 각 혈관의 혈류를 측정하여 시술에 사용하는 스텐트 수를 줄이고, 혈관 내 초음파를 이용해서 스텐트의 확장 효과를 극대화함으로써 좌관동맥 주간부 스텐트 시술의 임상 효과도 더 많이 개선되어지고 있다. 좌관동맥 주간부 협착병변에서의 스텐트 시술은 수술을 대치하면서 환자의 생존에 도움이 되는 중요한 치료 시술이라고 볼 수 있다.

2011년 미국이나 유럽학회에서 제시하는 좌관동맥 주간부 협착병변 환자에서의 치료 지침은 일부 선택된 환자에서 스텐트 시

술이 효과적이라는 것을 인정하고 있으며, 현재 수술과 비교한 스
텐트 시술의 치료 효과에 대한 세계적인 임상연구가 진행 중에 있
어서 추후 좌관상동맥 주간부 병변의 스텐트 치료에 대한 새로운
지침이 만들어질 것으로 기대된다.

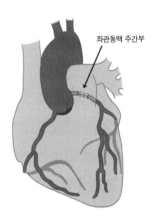

좌관동맥 주간부

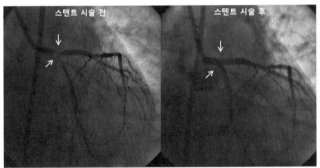

스텐트 시술 전 | 스텐트 시술 후

73세 남자, 조금만 움직여도 가슴이 조이고 아파서 다른 병원 응급실로 내원하였다. 불안정형
협심증이 의심되어 혈관조영술을 시행하였고 좌관동맥 주간부의 매우 심한 협착이 발견되어
관동맥 우회로수술을 권유받았다. 환자는 수술을 원하지 않았고 서울아산병원으로 옮겨 오게
되었다. 병변의 모양이 스텐트 시술에 아주 적합한 병변은 아니었지만 2개의 스텐트를 삽입하
여 거의 완전한 혈관 재건에 성공하였다. 환자는 2일 뒤 퇴원하였고 3년째 건강하게 잘 지내고
있다.

❤❤ 응급환자 1순위, 불안정 협심증

++ 불안정형 협심증 얼마나 위험한가요?

55세의 고○○ 씨는 몇 달 전부터 지하철 계단을 오를 때마다 가슴이 조여오고 뻐근하게 아파왔다. 집 앞에 작은 병원을 찾아가서 운동부하 검사를 마친 후 협심증이란 진단을 받았다. 평소에 고혈압이 있었기 때문에 고혈압약과 협심증에 관한 약, 그리고 고지혈증 치료약을 처방받았다. 20여 년을 피워 오던 담배를 끊기가 쉽지 않았고, 바쁜 생활로 약을 거르는 때도 많았다. 최근 갑자기 몰려드는 수주로 바빠져 며칠 밤 새우 잠을 자며 일을 독려해서인지 며칠 전부터는 가슴이 조여 오는 일이 하루에도 몇 차례씩 생겼다. 그것도 한 번 통증이 생기면 10분 이상 지속되는 경우가 많았다. 그러던 어느 날 저녁 비상약으로 가지고 다니는 설하정 니트로글리세린을 복용하였으나 흉통이 가시질 않았다. 무서운 생각이 들어 119에 연락하여, 구급차를 타고 인근 병원 응급실에 도착하였다. 응급실에서 의사는 불안정형 협심증이 의심된다고 하면서 심장 중환자실로 입원시켰다.

불안정형 협심증은 말 그대로 안정형 협심증 환자의 증상이 갑자기 불안정해지는 것을 말한다. 곧 급성심근경색증이나 혹은 돌연사로 이어질 확률이 큰 상황을 말한다. 때문에 불안정형 협심증이 의심되면 심장내과가 있는 응급실로 즉시 방문하여 빠른 치료를 받아야 한다. 불안정형 협심증이 생기는 기전은 관상동맥이 좁아진 정도에 상관없이 동맥경화증으로 인해 생긴 혈관벽에 쌓인 기름 찌꺼기(죽상반)의 내막이 갑자기 파열되면서 터진 자리에 피떡(혈전)이 생길 수 있는데, 이렇게 생긴 크고 작은 혈전이 혈관을 막아 혈류를 방해하고 운동과 상관없이 휴식기에도 심근 허혈이 생겨 흉통을 느끼게 된다.

이때는 물리적으로 혈관이 좁아지는 것 외에도 혈전에서 분비되는 여러 가지 화학 물질들이 혈관을 심하게 수축시키는 작용을 하기 때문에 더욱 더 혈관이 좁아지게 되고 심한 혈류 장애를 초래하게 된다. 더욱이 이렇게 죽상반 파열이 생기는 부위나 시기를 미리 예측하기 어려울 뿐 아니라, 많은 불안정형 협심증 환자의 경우는 평소에 협심증이 없었기 때문에 예기치 못한 심근경색이나 돌연사 등의 원인이 될 수 있다. 불안정형 협심증의 상당수는 심근경색으로 진행될 가능성이 높다. 따라서 요즘에는 불안정형 협심증과 심근경색을 아울러서 급성 관상동맥증후군이라고 일컫고, 안정형 협심증과는 다르게 진단과 동시에 적극적인 치료를 필요로 하는 응급질환으로 간주한다.

불안정형 협심증이 의심되는 환자가 있으면 외래 진료를 예약할 것이 아니라 응급실로 빨리 이송해야 한다. 정밀한 경과 관찰이 필요하기 때문에 응급실 대기 순서에 관계없이 곧바로 중환자실로 옮겨 치료받게 될 것이다. 환자의 경과에 따라서 곧바로 심장혈관 조영을 실시하는 경우가 많은데, 이는 막힌 혈관을 빨리 열어 스텐트 시술을 해주는 것이 심장 근육의 괴사를 막는 가장 효과적인 치료 방법이기 때문이다.

♥♥ 지속되는 통증, 심근경색증

++ 작은 스텐트 하나가 생명을 구했어요

결혼을 앞둔 40대 초반의 장○○ 씨는 오랜만에 친구들을 만나 평소 즐겨 찾는 고기 집에서 저녁을 먹었다. 그동안 술과 담배, 그리고 친구들은 그의 바쁜 일상에 없어서는 안될 즐거움이었다. 대부분의 친구들이 일과 아내의 잔소리에 치여 팍팍한 중년을 보내는 것과 달리 그의 인생은 훨씬 여유로웠다. 프랜차이즈 음식점 다섯 개를 운영하는 잘 나가는 사장님에다 몇 달 후면 어여쁜 신부를 맞아 노총각을 면할 수 있게 된 것이다. 하지만 그는 몸에 맞는 턱시도가 없을 정도로 뚱뚱하다. 여자친구에게 잔소리를 듣고는 1년치 헬스 클럽을 한꺼번에 끊어두긴 했지만 생활이 불규칙한데다 실제로 운동을 규칙적으로 한 적은 몇 번 없었다. 그럼에도 그는 건강만큼은 자신있어 했다. 지금까지 잔병치레 한번 한 적이 없었고 몇 년 전부터 값비싼 홍삼도 꾸준히 챙겨 먹고 있기 때문이었다.

내일 중요한 거래처 약속 때문에 일찍 잠이 들려던 그는 갑자기 가슴이 뻑뻑해져 옴을 느꼈다. '담배 때문인가?' 가슴의 통증을 대수롭지 않게 여기며 잠자리에 들었다. 그런데 새벽 한 시쯤부터 죽을 것 같은 가슴의 통증이 몇 분 지속되었다. 곧 괜찮아지겠지 하고 가볍게 생각하던 그는 30분간 계속되는 통증에 사태가 심각함을 알았다. '여기서 내가 죽는구나'라고 생각이 들 때쯤 여자친구에게 간신히 전화를 걸어 급히 119를 요청하였다. 근처 종합병원 응급실에 도착한 그는 식은 땀으로 옷이 거의 흠뻑 젖을 정도였다.

응급실에 도착한 장OO 씨는 심전도 검사 하나만으로도 급성 심근경색증이라는 진단을 받고, 응급 스텐트 시술을 해야 한다는 이야기를 듣게 된다. '제 몸에 관을 넣는다고요? 큰 수술인가요?' 평소에 건강에 자신 있었던 그도 겁을 먹고 여자친구의 손을 꼭 쥐었다.

새벽 한 시에 가슴 통증을 시작해서 응급실로 와 새벽 네 시에 스텐트 시술을 마칠 때까지 세 시간이 걸렸다. 죽어가는 심장 근육을 살려 낼 수 있는 골든 타임에 장 씨는 죽음의 문턱을 빠져나와 새로운 삶을 얻게 된 것이다. 퇴원 후 장 씨의 경과는 눈에 띄게 좋아졌다. 입원 시 심장초음파 검사상 급성심근경색증에 의한 심근괴사로 좌심실 구혈률(수축할 수 있는 힘)이 39%로 현저히 낮았지만 퇴원 시에는 55%로 정상범위로 돌아왔다. 다행히 심한 심장 근육의 손상 없이 심근경색증을 치유한 셈이다.

'친구들과 삼겹살을 먹던 생각이 나서 처음엔 아내가 싸준 도시

락 밥을 먹기가 힘들었어요. 하지만 한 번 건강을 잃고 나니 술 먹는 것도 망설여지는데다 허리 사이즈도 많이 줄어서 몸이 너무 가벼워요.' 장○○ 씨는 그렇게 좋아하던 담배와 삼겹살, 그리고 술을 끊은 뒤 몰라보게 날씬해졌다. 장 씨는 지금도 아내와 함께 매일 한 시간씩 공원 걷기 운동을 하며 행복한 신혼생활을 즐기고 있다.

++ 마지막 절규, 급성심근경색

심근경색증은 관상동맥에 동맥경화증이 진행되어 혈관벽에 쌓인 기름 찌꺼기(죽상반)의 내막이 터지면서 혈관에 심한 혈전이 생기고, 결국은 혈관이 완전히 막힘으로써 심장 근육이 죽는 것을 말한다. 협심증과 심근경색은 가슴 통증이 있다는 점에서 비슷하지만 그 강도 및 지속시간에 따라 다르다. 협심증의 경우 5~10분 통증이 지속되다가 사라지는 반면 급성심근경색의 경우 적어도 30분 이상 지속되는 것이 특징이다. 또한 협심증으로 인한 통증은 안정을 취하거나 혹은 니트로글리세린을 복용하면 금세 사라지지만 급성심근경색은 막혀 있는 혈관을 열어주지 않으면 통증이 30분에서 수시간 지속되며, 극심한 가슴 통증 이외에도 죽을 것 같은 공포감, 오한, 땀 흘림, 실신 및 호흡곤란 등이 동반되기도 한다.

심근경색증을 일으키는 환자의 절반은 과거에 협심증을 앓았던 경험이 있지만, 나머지 절반은 예고 없이 갑작스럽게 생긴다. 일부 환자에서는 흉통을 느끼지 못하고, 갑자기 기력을 잃거나 식은 땀을 흘리면서 숨이 차올라 실신하는 경우가 있는데, 주로 당뇨병 환자, 여성이거나 나이가 많은 환자들이 이 부류에 속하며, 이때 는 심근경색의 가능성을 두고 병원을 찾아야 한다.

열 명중에 세 명의 심근경색 환자는 응급실에 오기 전에 치명적 인 부정맥으로 사망하며, 급성기를 무사히 넘겼다 하더라도 심장 수축에 필요한 심장 근육이 많이 괴사되기 때문에 혈압이 떨어지 고 나중엔 심부전증으로 사망하기도 한다. 급성심근경색증이 무 섭고 치명적이란 것은 이 때문이다.

협심증과 심근경색증의 다른 점은 협심증은 심장 근육이 일시 적인 심근빈혈에 빠졌으나 죽지 않은 상태이고, 심근경색증은 관 상동맥이 완전히 막혀서 관상동맥이 혈액을 공급하던 심장 근육 의 일부가 괴사되어 죽는 것이다.

++ 심근경색증의 치료

심근경색증 치료의 기본 원칙은 동맥경화증에 의해서 좁아진 관상동맥이 한순간 혈전에 의해서 완전히 막혀서 오는 병이기 때 문에 어떤 방법으로든지 막힌 혈관을 빠른 시간 내에 열어주는 것 이다. 얼만큼 빠른 시간 내에 효과적으로 막힌 관상동맥을 다시 열어, 죽어가는 심장 근육을 많이 살려내느냐에 달려 있다. 이는 심근경색증 후 환자의 장기 예후는 살아 있는 심장 근육의 크기에 달려 있기 때문이다.

막힌 혈관을 열어주는 구체적인 방법으로는 혈전용해제 투여에 의한 혈전용해를 들 수 있으며, 직접적인 방법으로 풍선 도자를 이용해서 스텐트 시술을 시행하는 방법이 있다. 여하튼 심근경색증의 치료 효과를 극대화 시킬 수 있는 가장 좋은 방법은 흉통 발생 후 적어도 12시간 내에 이러한 치료 시술이 이루어져야 한다는 사실이다. 왜냐하면 흉통이 생기고 12시간이 지나면 막힌 혈관에 의해서 심장 근육 대부분이 죽기 때문에 심장 근육이 모두 죽기 전에 막힌 혈관을 열어 주는 것이 중요한 관건이다.

아직도 심근경색증이 생기는 과정에서 환자들의 대부분이 흉통이 생기고도 많은 시간이 경과한 다음 응급실에 내원한다는 사실을 알 수 있다. 따라서 많은 심근경색증 환자들이 이러한 결정

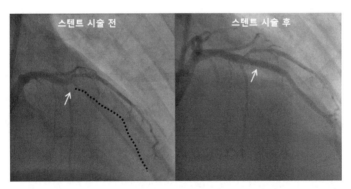

50세 남자, 1시간 전부터 시작한 극심한 흉통으로 내원하여 급성심근경색증이 의심되어 내원 즉시 시행한 관상동맥 조영술상 좌전하행지가 꽉 막혀 있어 스텐트 삽입술(화살표)을 시행 받고는 혈류가 회복되었다. 빠른 시간 내에 적절한 치료를 받음으로써 후유증 없이 지낼 수 있게 된 것이다. 급성심근경색증은 빠른 시간 내에 응급실에 가는 것이 가장 중요하다.

적인 치료의 도움을 받기 위해서는 될 수 있으면 흉통이 발발하고 빠른 시간 내에 응급실에 도착할 수 있어야 한다.

1) 급성심근경색증에서의 혈전용해제 치료

환자가 협심 흉통이 발생하고 12시간 이내에 응급실에 도착한 경우에는 혈관을 막고 있는 피떡(혈전)을 효과적으로 녹여서 혈류를 다시 재개 시킬 수 있는 혈전용해제를 정맥으로 주입할 수 있다. 혈전용해제를 적절히 사용하면 약 60~70%의 급성심근경색 환자에서 막혔던 혈관을 다시 열어 줄 수 있으며, 이때는 흉통의 소실은 물론 죽어 가는 심장 근육을 구할 수 있게 되는 것이다. 이러한 혈전용해제는 적절히 사용하면 더할 나위 없이 좋은 약제이나 너무 늦게 사용하면 그 효과를 기대할 수 없으며 오히려 죽은 심장 근육에 출혈을 일으켜 나쁘게 작용할 수도 있다. 즉 흉통 발생 후에는 병원에 빨리 도착할수록 혈전용해제의 사용 가능성이 높아지며 그 효과도 좋다. 정확하게 말하면 흉통 발생 후 1~3 시간 내에 혈전용해제를 투여하는 것이 가장 효과적이다.

그러나 이러한 혈전용해제의 투여에도 불구하고 흉통이 지속되거나 혈압이 하강되어 심부전 혹은 쇼크 상태로 진행될 때는 관상동맥 스텐트 시술로 직접 폐쇄된 관상동맥을 열어 주는 것이 보다 효과적이다. 출혈성이 있는 환자, 즉 위궤양, 뇌출혈 혹은 최근 수술을 한 병력이 있거나 고령의 경우에는 혈전용해제 치료에서 제외된다.

2) 급성심근경색증에서의 약물코팅 스텐트

심근경색증의 진단은 30분 이상 지속되는 심한 흉통이 있거나 간단한 심전도를 찍으면 비교적 쉽게 알아낼 수 있다. 심전도의 변화가 확실치 않을 때는 혈액 검사로 심근 괴사 유무를 확인할 수도 있고, 심초음파 검사로 심장 근육의 움직임을 볼 수 있으며 최근에는 응급으로 심장 CT 혈관 촬영을 시행하여 직접 막힌 혈관을 관찰할 수도 있다.

심근경색증은 혈관이 막혀서 심장 근육에 혈류 공급이 이루어질 수 없는 상황이기 때문에 얼만큼 빠른 시간 내에 막힌 혈관을 열어 주느냐가 치료의 관건이다. 완전히 막힌 혈관을 열어 주는 방법으로 응급 스텐트 삽입술이 현재로서는 가장 효과적인 치료 방법으로 인정되고 있으며, 이러한 조건이 여의치 않을 때는 혈전 용해제를 투여함으로써 막힌 혈관의 혈전을 녹여주는 방법이 있다. 물론 수술적인 관동맥 우회술로도 고려해 볼 수 있으나 현재 임상에서는 스텐트 시술이 가장 보편적이고 효과적인 치료 시술로 되어 있다. 증상 발생에서부터 혈관을 열어주는 스텐트 시술까지의 시간이 120분 안에 이루어질 수 있으면 최적의 치료이다. 따라서 심근경색증이 의심되는 환자는 곧바로 큰 병원의 응급실을 찾는 것이 가장 중요하고 효과적인 치료 방법이 된다.

막힌 혈관을 열어주는 방법 중 혈전용해제 치료는 15~25%의 환자에서 다시 혈관이 막히는 현상이 있을 수 있는데, 혈전용해제가 녹일 수 있는 혈전의 양이 한정되어 있기 때문이다. 그러므로 시설과 인적자원이 가능한 곳에서는, 급성심근경색으로 12시간 이내에 병원에 도착한 환자에 한해서 가급적이면 경피적인 관상동맥 스텐트 시술을 시행하는 것이 합병증이나 사망률 면에서 효율적이다. 2012년 우리나라에서는 거의 90%의 심근경색증 환자가 급성기에 스텐트 시술을 받고 있으며, 이는 진료의 질적인 면에서 세계적인 수준이다.

++ 심근경색증에 따르는 합병증과 예후

심근경색증을 앓고 난 후 환자의 예후와 관련되는 합병증으로 중요한 것이 두 가지 있다. 전기적인 불안정으로 야기되는 부정맥과 심장 근육이 죽음으로써 심장 근육의 심한 수축 장애를 일으키는 심부전증을 들 수 있다. 심근경색증이란 결국 심장 근육이 죽는 것이기 때문에 죽은 심장 근육 크기에 비례해서 심장의 뛰는 힘(수축력)은 약해진다고 볼 수 있다. 심근경색증 환자의 생존율을 결정하는 가장 중요한 인자가 바로 심장의 수축력이다.

1) 무서운 부정맥

급성 심근경색증 환자들은 초기에 심장 근육의 허혈 및 손상 때문에 여러 종류의 부정맥이 나타나기 쉬운데, 이러한 부정맥은 특별한 치료 없이 자연적으로 소실되는 것에서부터 응급 처치를 하지 않으면 급사에 이르는 치명적인 것까지 다양하다. 심근경색증이 발발하면 35~40% 환자들은 심실세동(ventricular fibrillation)이라고 하는 무서운 부정맥에 의해서 돌연사를 할 수 있다. 심실세동이라고 하는 부정맥은 일종의 심장마비 상태로 심장의 심실근육에서 굉장히 빠른 심실수축이 이루어지기 때문에 기능적으로는 심장이 정지되어 있는 상태와 똑같다. 따라서 이 경우는 30초에서 1분 내의 빠른 시간에 전기적인 쇼크 치료를 하여 정상 맥박으로 돌려 주어야 한다.

그 외의 부정맥으로는 심장의 전도 장애를 일으키는 환자들도 있는데 특히 하벽 심근경색증 환자에서 빈발하며, 전도 장애로 인한 서맥이 아주 심할 때는 인공 심장박동기의 도움이 필요한 경우도 있다. 즉 이러한 응급 처치는 모두 병원이나 전문적인 의료 요원에 의해서만 가능하므로 통증이 시작되었을 때 빨리 병원을 찾는 것이 가장 중요하다.

2) 심부전증 및 심인성 쇼크

급성심근경색증 환자의 약 50% 이상에서는 정도의 차이는 있지만 심부전증이 합병된다고 볼 수 있다. 심장의 중요한 역할은 심근의 수축 작용에 의해서 심장 내에 모인 피를 전신의 혈관으로 뿜어내는 펌프 기능이라고 볼 수 있는데, 심근경색증에 의해서 심장 근육이 죽으면 이러한 수축 작용을 할 수 있는 절대적인 심장 근육이 모자라기 때문에 심부전증에 빠지게 된다.

심부전증이 발생하면 심장에서 피를 효과적으로 배출하지 못하기 때문에 이차적으로 폐를 순환해서 심장으로 들어 오려던 피가 심장으로 들어 올 수 없어 폐에 울혈이 생기게 되는데 이를 폐부종이라고 한다. 더욱이 심근경색의 범위가 광범위하게 되면 수축기 혈압이 80mmHg 이하로 저하되고 말초혈액순환이 제대로 이루어지지 않는 쇼크 상태에 이르게 된다. 이런 경우에는 아무리 좋은 시설과 약물로 집중 치료를 한다 하더라도 80~90%의 높은 사망률을 보이는 것으로 되어 있다. 하지만 최근 관상동맥 스텐트 삽입술이 보급되어지면서 적절한 시기에 효과적으로 재관류가 이루어질 수 있으면 50~70% 이상의 심인성 쇼크 환자가 도움을 받을 수 있다.

결국 심근경색증 환자의 장단기 생존율과 예후를 결정하는 가장 중요한 조건은 살아 남아 있는 심장 근육이 얼만큼이냐에 따라 결정된다. 따라서 심근경색증의 가장 중요한 치료는 빠른 시간 내에 얼만큼 효과적으로 막힌 관상동맥을 다시 열어서 죽어가는 심장 근육을 살려내느냐에 달려 있다고 볼 수 있다.

3) 그 외 합병증

드물기는 하지만 심근 괴사가 진행되면서 심장의 심실중격이나 심실외벽이 파열될 수 있으며 이때는 거의 급사에 이른다. 또한 심장 근육이 죽으면서 판막을 지지해 주는 근육들이 약화되어 판막에 문제가 발생하면서 급성 심부전에 빠지는 경우가 있는데, 이때는 가끔 응급 수술을 요하나 역시 사망률이 높다.

++ 응급조치는 어떻게 하는가?

심근경색증 환자의 50% 정도는 이미 협심증을 앓고 있었던 사람이다. 따라서 흉통이 생긴 후 니트로글리세린을 혀 밑에 2~3회 넣어서 통증이 가라 앉지 않거나 흉통이 30분 이상 지속되는 경우는 일단 심근경색증을 의심해봐야 한다. 함부로 움직이는 것은 위험하며 구급차(119)를 불러 도움을 청한다. 얼마나 빨리 응급실에 도착해서 막힌 혈관을 효과적으로 열어 주느냐가 환자의 예후를 결정하기 때문에 흉통이 계속되는 경우에는 지체 없이 응급실을 찾도록 해야 한다.

완전히 의식을 잃고 맥박이 없는 경우는 심장마비 상태로 3~5분 내에 신속한 조치가 취해지지 않으면 사망에 이른다. 심폐소생술은 교육을 받아야 할 수 있으나 우선 급한 대로 환자의 흉골 하단에 두 손을 모아 힘껏 눌러 준다. 이는 기계적으로 심장을 압박함으로써 심장의 펌프 기능을 대신해 보자는데 의의가 있는데 분당 100회~120회, 5cm 깊이로 힘있게 실시해서 효과적인 압박이 이루어져야 한다. 효과적인 면에서 논란의 여지는 있으나 심장의 산소 공급을 위해서 구강 대 구강 호흡을 중간에 실시하는 것을 과거에는 권하였으나 최근에는 권하고 있지 않다. 순서가 흉부압박→기도확보→인공호흡으로 바뀐 것이다. 거부감 제거 및 효율성 제고를 위해서 인공 호흡 없이 가슴 압박을 먼저 시행하도록 하고 있다.

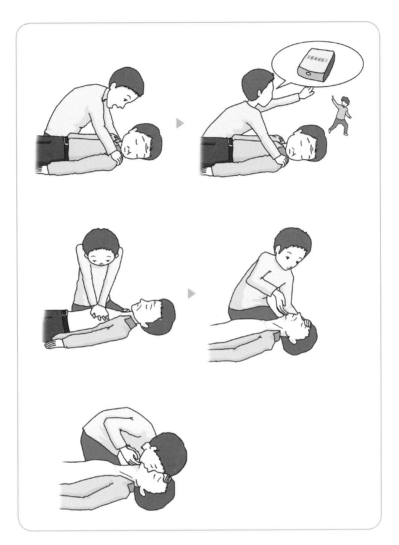

심폐소생술 순서

1. 의식 및 호흡을 확인한다.
2. 도움(119 신고) 및 자동제세동기를 요청한다.
3. 즉시 가슴압박을 시작한다.
4. 인공호흡을 하기 전 기도를 유지한다.
5. 1초에 걸쳐 인공호흡을 실시한다.

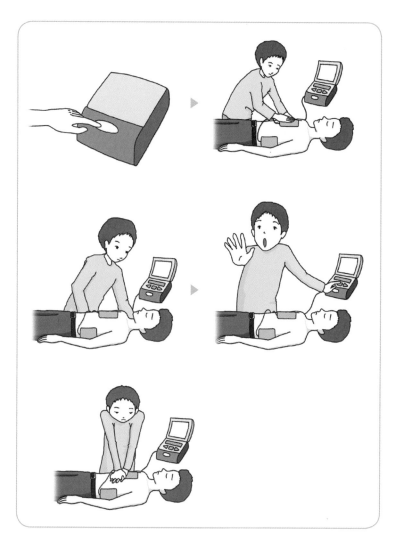

자동제세동기 순서

1. 자동제세동기 전원을 켠다.
2. 두 개의 패드를 부착한다.
3. 심장 리듬을 분석한다.
4. 자동제새동기를 시행한다.
5. 즉시 심폐소생술을 시행한다.

심폐소생술은 이처럼 짧은 뇌의 생존 시간을 조금 더 벌어주는 역할을 한다. 사람의 흉부를 반복해서 압박하면 심장이 펌프질 되게 되고 미약하지만, 뇌로 피가 흐르게 된다. 통계적으로 목격자에 의해 심폐소생술이 시행되면, 시행되지 않은 경우보다 심정지 환자의 생존율이 2~3배 커진다고 하며 1분 이내에 적절하게 시행된다면 사망률을 90% 이상 감소시킬 수 있다. 최근에는 이러한 즉각적인 조치의 필요성이 대두되어 공공장소에 심실부정맥의 즉각적인 치료를 위한 자동제세동기(AED)가 많이 설치되어 있으니 필요시 사용이 가능하다. 따라서 기회가 된다면 심폐소생술이나 자동제세동기의 사용에 대한 교육을 받는 것이 도움이 될 수 있다. 무엇보다도 가장 중요한 것은 빠른 시간 내에 응급실에 도착하여 전문 치료를 받는 것이 중요하다.

❤❤ 술만 먹으면 조여오는 가슴, 변이형 협심증

최○○ 씨(46세, 남자)는 2달 전, 과음한 다음날 새벽에 가슴이 조이고, 뻐근한 통증으로 새벽 잠을 깼다. 통증은 10여분 정도 지속되었는데, 속이 메스껍고 숨 쉬기가 어려울 정도로 심하게 가슴이 조여오고 식은 땀이 비가 오듯 했다. 119 구급차를 타고 가까운 병원 응급실에 들어설 때쯤 해서는 통증이 많이 사라지긴 했지만 심전도와 몇 가지 간단한 혈액 검사를 하였다. 담당 의사는 특별한 것은 없으며, 어제 저녁 과음으로 위경련이나 급성 위염이 생겼을 수 있다고만 말해 주었다. 통증은 씻은 듯이 사라져 약을 타 가지고 집으로 돌아왔다. 별 것 아닐 거라고 가볍게 생각했다.

다른 날과 같이 제 시간에 맞춰 출근했는데, 어제 마신 술이 아직도 깨지 않아 머리가 아팠다. 지난 2달 동안에도 가볍게 새벽 통증이 두세 차례 지나 갔다. 이상한 것은 술을 많이 마신 다음날 새벽에는 틀림없이 통증이 느껴졌고 새벽에 담배를 피워 물면 여지없이 그 통증은 심하게 요동을 치곤 하였다. 술 마시는 날은 담배 피우는 것까지도 조금은 겁이 났다.

어제도 회식으로 늦게까지 술을 마시고 잠이 들었다가 새벽 6시경에 가슴이 조여 오는 통증이 느껴져 잠을 깼다. 찬물을 마셔도 통증이 풀리지 않았고 이대로 죽을 것만 같아 아내를 소리쳐 부르며 최○○ 씨는 정신을 잃었다. 최○○ 씨가 응급실에 실려 왔을 때는 혈압이 60/40mmHg로 쇼크 상태였으며, 심전도 상에 심실세동이라고 하는 심장마비 상태가 확인되었다. 응급 심폐소생술을 시행하였고, 심장 전기충격을 통해서 심장마비 상태에서 벗어났다. 의식이 완전히 돌아오는데는 한 시간 정도가 걸렸으며, 정확한 원인도 모른 채 심장마비 환자로 중환자실에 입원하였다. 입원 후 이틀이 지나서 최○○ 씨는 관상동맥 조영술이라고 하는 심장혈관 촬영 검사를 받았는데 정상이었다. 며칠 후에 혈관의 경련을 만들어 보는 검사를 받았는데, 어떤 약물 주사와 동시에 최○○ 씨는 새벽에 느꼈던 통증을 똑같이 느끼었다. 갑자기 무서운 생각이 들었다.

담당의사 선생님이 말했다.

'혈관은 아주 정상입니다. 아주 다행이죠. 하지만 선생의 병은 변이형 협심증이라고 하는 아주 특이한 질환입니다. 주로 술 드시고 나서 새벽에 통증을 느끼셨죠?'

변이형 협심증이란 말 그대로 앞에서 설명한 전형적인 협심증과는 다른 형태의 협심증이다. 일반적인 협심증은 관상동맥의 혈관이 동맥경화에 의한 찌꺼기로 좁아지는 게 원인이지만 변이형 협심증은 혈관 자체가 좁아지는 것이 아니라 혈관의 경련으로 인한 심한 수축으로 심장 근육에 일시적으로 혈액을 공급하지 못하게 되어 흉통이 생기는 병이다. 안전형 협심증과 다른 점은 등산을 하거나 계단을 오르는 등 운동과 연관된 흉통은 거의 발생하지 않는다는 것이다. 또한 변이형 협심증의 전형적인 특징으로 흉통이 주로 음주 후 새벽이나 아침에 발생한다는 점이다. 이러한 변이형 협심증은 한국과 일본에서 많이 발생하는데, 흔히 신경성이나 위장관계질환으로 오진하기 쉬워 위장약을 먹고도 흉통이 가라앉지 않으면 심장내과를 방문해 정확한 진단을 받아보는 것이 좋다.

변이형 협심증은 특징적인 병력으로 어느 정도 진단이 가능한데, 병력을 듣는 것만으로는 진단이 확실하지 않고 증상이 심한 경우라면 위 식도질환이나 일반적인 협심증 등은 아닌지 그에 맞는 검사를 하여 확인해야 한다. 확진이 필요하다면 특수 약물(에르고노빈)을 이용한 관상동맥 조영술이나 심장초음파 검사를 시행해 볼 수 있다.

서울아산병원을 비롯한 일부 병원에서는 침습적인 관상동맥 조영술을 시행하지 않고도, 특수 약물(에르고노빈)을 이용한 심장 초음파 검사로 이 병을 진단하기도 하지만, 경험 많은 심장내과 의사의 평가가 필요하다. 변이형 협심증은 비교적 약물 치료에 반응이 좋아 약만 잘 복용하면 완치는 아니지만 충분히 관리할 수 있다. 하지만 몇 번 약물을 투여 받고 스스로 괜찮다고 여겨 약물을 끊는 경우 상대적으로 심한 혈관 경련이 일어나서 심근경색증이나 심장마비를 일으킬 수 있기 때문에 의사와 충분한 상담을 거친 후에 약물을 중단해야 한다.

❤♥ 심장병과 혼돈하기 쉬운 질환들

가슴이 아픈 증상이 계속되면, 고혈압, 고지혈증, 당뇨 등의 위험인자를 갖고 있을 경우에는 우선적으로 심장병을 의심해 보는 것이 좋지만 가슴이 아프다고 해서 모두 심장병은 아니다. 가슴이 아프다고 말하는 '가슴' 안에는 심장뿐 아니라 대동맥과 폐, 식도 등 많은 장기가 있다. 또한 이 장기들을 보호하는 늑골과 흉부 근육도 있다. 심장성 흉통과 그 외의 흉통을 구분할 수 있는 가장 전형적인 특징은 심장성 흉통은 서의 내부분 운동과 관련되어 있다는 것이다. 심장병 외에 가슴 통증을 느낄 수 있는 질환에는 대표적으로 다음의 몇 가지가 있다.

++ 신경성으로도 나타날 수 있는 흉통

외래에서 보게 되는 환자 중 많은 분들은 흔히 신경성이라고 말하는 기능적인 이상으로 흉통을 호소하는 경우가 꽤 있다. 심한 스트레스와 과로에 의해서 나타나는 심인성 증상으로 바늘로 찌른다거나 가슴이 뛴다거나 묵직하다고 호소하는 이들이 많다. 일종의 심장 신경증이라고 볼 수 있는데, 실제로 심장병이 없는데도 심장병 환자와 비슷한 여러 가지 증상, 즉 가슴이 뛰고 숨이 차고, 가슴이 죄어드는 듯한 통증에 이르기까지 그 증상이 매우 다양하다. 대체로 20~50세의 중년층에 감정적으로 예민하고 마른 사람에게서 나타나며, 남자보다는 여자에게 더 많다.

사람은 누구에게나 스스로에 대한 이상적인 가치를 갖는 자아가 있다. 현실에서 이러한 자아가 어느 정도 실현되지 않으면 어떤 형태로든 욕구 불만이 생기게 되며, 이는 특정 부위의 신체 이상으로 그 증상이 나타날 수 있는데, 이는 대개의 경우 일종의 암시와도 같은 기전이라고 볼 수 있다. 특히 남에게 의지하는 성향이 강하거나 매우 감성적인 사람이 가족이나 주위 사람 중에 심장병으로 오래 고생하거나 사망한 사람이 있을 때 이것이 정신적인 부담이 되어 이러한 증상을 갖게 되는 경우가 있다.

심장 신경증 환자들 중에도 '나는 어렸을 때부터 심장이 약하다는 말을 들어 왔다'라고 생각하며 자신이 심장병 환자라고 믿고 있는 경우도 많다. 언젠가 의사로부터 심장이 좀 약하다는 말을 듣고부터는 신경증 환자가 된 것이다. 의사들이 무심코 던진 한마디의 말이 건강한 사람을 평생 심장병 환자로 만들 수도 있으므로 말을 조심해야 한다.

우선적으로 실제로 심장병이 있는지 여부를 확실히 진단해 볼 필요가 있다. 심장검사와 진찰 소견이 정상인 경우에는 신경증이라고 생각해도 좋다. 건강에 대해서 확신을 가지고 평소에 운동 등으로 긴장을 풀고 몸을 단련해 나가는 것이 현명한 방법이다. 다만 증상이 심할 때는 신경안정제 등의 약물이나 정신요법의 도움을 받아야 하는 경우도 있다.

++ 역류성 식도염

협심증과 구분하기 어려운 대표적인 질환이 위식도 역류증이다. 위산이 식도로 역류되어 식도 하부에 염증을 일으켜 흉통 등의 증상이 생긴다. 이는 협심증의 흉통과 증상이 비슷하다. 평소 소화가 잘 안되거나 몸을 눕거나 구부렸을 때 증상이 나타나는 것이 특징이다. 잠자리에 들기 전에 과식, 과음 등이 증상을 악화시킨다. 역류성 식도염도 협심증 때 쓰는 응급약 니트로글리세린 설하정에 의해서 증상이 호전되는 경우가 있어 진단이 쉽지 않다. 협심증 검사에 특이 사항이 없으면 위 식도 내시경 검사도 반드시 고려해야 한다.

++ 도끼로 찍는 듯한 고통, 대동맥 박리증

드물긴 하지만 가슴 통증을 호소하는 치명적인 질환으로는 대동맥 박리증이 있다. 대동맥은 심장에서 피를 받아 전신에 공급해주는 우리 몸에서 가장 큰 혈관인데, 동맥경화증으로 혈관벽이 탄력을 잃고 약해지면서 갑자기 혈관의 내벽이 찢어지는 경우이다. 어떤 경우에는 뇌동맥의 혈류를 심하게 방해하여 중풍 증상이 생기며, 심한 경우에는 대동맥 혈관이 파열되어 급사에 이르게 된다. 이 병은 조절되지 않은 고혈압 등의 지병이 있는 경우 많이 발생한다. 대동맥 혈관이 박리되면서 심한 흉통이 30분 이상 지속될 수 있고, 증상 발생 후 50% 이상이 24시간 내에 사망하는 무서운 병이다. 대동맥 박리증을 경험한 대다수의 환자들이 '등을 도끼로 찍는 것 같다'는 무시무시한 고통을 호소한다.

++ 그 밖의 흉통들

그 외 협심증과 구분해야 하는 흉통으로 근육통과 신경성 흉통 등이 있다. 우선 근육통은 늑골과 흉곽 근육 사이에서 나타나는 비심장성 흉통이다. 보통 협심증은 가슴이 아프긴 하지만 어디가 아픈지를 정확히 끄집어 내지 못하는 환자들이 많은 반면, 근육통 환자들은 어느 부위가 아프다고 확실히 짚어 주는 특징이 있다. 특히 눌러 보았을 때 어느 부위에 통증이 있거나 상체를 어느 방향으로 움직일 때 더 심해지는 흉통이라면 근육통일 가능성이 크다. 또한 신경성 흉통은 통증이 여기저기 이동한다는 특징이 있다. 혼자 생각에 빠지거나 좋지 않은 이야기를 할 때 가슴의 통증을 느끼는데 이럴 때 깊은 숨을 내쉬어 시원해진다면 신경성 흉통일 가능성이 높다.

그 외에도 급성 심낭염, 담낭질환, 위장질환 등 흉통을 동반하는 질환에는 여러 가지가 있으니 의사에게 정확한 진료를 받는 것이 더 큰 병을 키우지 않는 방법이다.

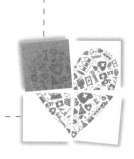

심장판막질환

♥♥ 심장의 문이 고장 났어요

우리 몸의 심장은 1분에 약 5리터의 혈액을 온몸으로 순환시킨다. 심장의 구조는 심방과 심실이라 불리는 4개의 방과 혈액을 온몸으로 보내주는 대동맥, 폐로 보내주는 폐동맥이 연결되어 있는데, 각 심방과 심실 사이, 대동맥과 폐동맥의 출구 부위에 위치한 4개의 판막으로 구성되어 있다. 정상적인 판막은 매우 얇고 유연한 구조로 심장의 수축기에 열림으로써 혈액순환을 방해하지 않고, 이완기에 닫힘으로써 역류를 방지한다. 심장에서 출발한 피를 한쪽 방향으로 흐르게 해주는 밸브 역할을 하는 것이다. 판막 협착증은 어떤 원인으로든지 판막이 좁아지면서 잘 열리지 않아 혈액이 잘 통과하지 못하는 상태를 말하며, 반대로 판막 폐쇄부전증은 판막이 잘 닫히지 않아서 혈액이 반대 방향으로 역류하는 상태

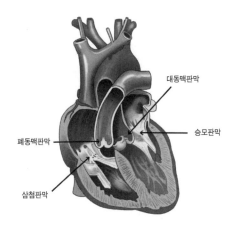

대동맥판막

승모판막

폐동맥판막

삼첨판막

를 말한다. 대표적인 판막질환은 승모판막 협착증, 승모판막 폐쇄부전증, 대동맥판막 협착증, 대동맥판막 폐쇄부전증이 있다.

♥♥ 판막질환의 원인과 증상

일생 동안 혈액의 흐름과 압력을 견디며 마모와 변성을 겪고, 나이가 들면서 구조적 변화가 병적으로 심해진 경우를 퇴행성 판막질환이라 한다. 이는 인구의 고령화로 인해 현재 가장 흔한 판막질환의 원인이 되었다. 판막질환 또한 다른 질환들처럼 병이 상당 기간 진행될 때까지 자각증상이 없다는 것이 특징이지만 심장의 보상 능력이 한계에 이르면 다양한 증상이 생기게 된다. 퇴행성 판막질환의 대표적인 예로 대동맥판막 협착증을 들 수 있는데,

3가지 전형적인 증상이 있다. 운동시 호흡곤란, 흉통 협심증, 그리고 실신을 들 수가 있는데, 이러한 증상이 나타나면 이미 판막의 협착 정도는 아주 심한 상태로 볼 수 있으며, 증상이 생기면서 환자의 사망률이 급격히 증가하므로 적극적인 치료가 반드시 필요하다.

비교적 연령이 젊은 환자에서는 류마티스열이라고 하는 세균성 인후염 이후 만성적인 심장의 염증 후유증으로 판막이 섬유화되고 변형을 일으켜 판막증이 생기게 된다. 20~30년 전까지만 해도 국내에서 아주 흔한 판막질환은 류마티스열의 후유증으로 생기는 경우가 대부분이었으나, 경제적인 발전과 예방 접종, 위생개념이 좋아지면서 점차 줄어 들어 우리나라에서도 그 유병률이 급격히 감소하고 있다.

대표적인 경우가 승모판막 협착증을 들 수 있다. 좌심방과 좌심실 사이의 판막으로 상당 기간 협착이 진행될 때까지 자각증상이 없다가 판막이 심하게 좁아지면서 좌심실로 들어오는 피의 양이 줄어들어 심박출량이 감소하게 되면 만성 피로 등으로 증상이 나타나고, 오래된 경우에는 심방세동 등의 부정맥을 동반할 수 있다. 좌심방이 커지면서 심방세동이 동반되고 혈류의 흐름이 둔화되면 좌심방 내에서 혈전이 생겨 색전성 뇌졸중의 빈도가 증가하는 것이 치명적인 합병증이라고 볼 수 있다. 따라서 적절한 시기에 적극적으로 치료하는 것이 중요하다.

이외에도 위에서 언급한 판막 자체의 문제로 생기는 일차성 판막질환과 달리 심부전, 심근경색, 심방세동 등에 의해서 심장의 구조와 혈역학이 변화함으로써 발생하는 이차성 판막질환도 있다. 특히 우심방과 우심실 사이의 삼첨판막 폐쇄부전증은 대부분의 경우 2차적으로 생기는 기능적인 변화라고 볼 수 있으며, 이는 원발적인 판막질환이나 심근증, 심부전증, 부정맥 등이 치료가 되면 대부분 호전될 수 있다.

♥♥ 판막질환의 진단

위에서 언급한 증상들은 판막질환이 아닌 경우에도 흔히 나타날 수 있는 증상이기 때문에 어떤 증상이 오래 지속되면 한번쯤은 정밀 검사를 받아볼 필요가 있다. 대부분 심한 판막증이 있는 경우는 간단한 청진만으로도 판막질환의 진단이 가능하기 때문에 감기나 건강검진 등으로 병원을 방문할 기회에 의사의 청진을 통해 진단되는 경우가 많다. 판막질환이 의심되면 이를 확인하기 위한 가장 중요한 검사는 심장초음파 검사이다. 심장의 여러 구조물과 기능을 평가하고 판막질환의 심한 정도나 합병증까지 정확히 파악할 수 있으며 검사에 따른 부작용이 없다는 것이 심장초음파의 큰 장점이다. 물론 이 밖에도 심전도, 흉부 엑스레이, 혈액 검사 등이 보조적인 진단에 도움이 되며, 경우에 따라 전산화단층촬영(CT), 자기공명영상(MRI), 관상동맥 조영술, 핵의학 검사 등이 추가될 수 있다.

❤❤ 판막질환의 치료

기본적으로 가장 흔한 판막질환의 원인이 되는 퇴행성 변화를 예방하거나 진행을 늦추는 약제는 없다. 다행히 경증과 중등도의 판막질환은 증상이 없고, 환자의 예후에 영향을 주지 않기 때문에 대부분의 경우 치료가 필요하지 않다. 물론 일상생활 중에 치과 치료나 위내시경 검사 등 침습적인 검사를 하는 경우는 심내막염을 예방하는 지침을 숙지하고 전문의와 상담을 통해 예방적인 항생제 투여가 필요한 경우가 있다.

병이 어느 정도 진행이 된다 하더라도 약물 치료로 적절하게 관리 할 수 있다. 물론 판막의 협착이 심하게 진행된 경우에는 풍선확장술이나 경피적 인공판막 삽입술 등을 통하여 좁아진 판막을 넓혀주거나, 아니면 수술적 방법으로 판막을 교체해 주어야 한다. 반대로 판막이 너무 헐거워져서 피가 뒤로 역류하는 폐쇄부전증의 경우에는 약물 치료 등을 통해서 보존적 치료를 하다가 병이 많이 진행된 경우에 역시 수술적 방법 등을 통하여 판막을 수리하거나 교체를 해주어야 한다.

수술적인 판막치환술은 항응고 치료, 재수술 등의 문제를 가지고 있기 때문에 가능하면 약물 치료를 통해 오랜 시간 버티는 것이 중요하다. 물론 일찍 수술을 해 주는 것이 환자 예후에 좋은 경우도 있어 이 부분이야말로 전문적인 판단이 필요하므로 심장 전문의와의 상담이 중요하다.

++ 승모판막 협착증, 선택된 환자에서는 풍선확장 성형술이 표준 치료이다

이○○(55세, 여자) 씨는 평소 누구보다도 건강에 자신이 있었다. 규칙적인 생활과 병원 건강검진에서 늘 정상으로 판명되어 별 다른 이상 없이 잘 지내왔다. 문제는 최근 들어 전에 느끼지 못했던 호흡곤란이 자꾸 악화되는 것을 느껴 청진 및 심장초음파 검사를 받았더니 중증 승모판막 협착증이라는 병으로 진단되었다. 놀라운 것은 어릴적 앓았던 열감기로 인해서 판막이 서로 엉겨서 판막 면적이 좁아진 것이다. 다행히 개흉을 통한 판막치환술이나 성형술이 아닌, 풍선확장술을 이용한 경피적 치료로 치료가 가능하여 현재는 잘 지내고 있다.

과거 류마티스성열에 의한 후유증으로 인한 승모판막 협착증은 최근 들어 그 유병률이 급격하게 낮아지고는 있으나 우리나라에서 가장 흔한 판막질환 중에 하나이다. 승모판막이 좁아져서 혈류량이 부족한 상황을 초래하여 만성피로, 숨이 차거나 몸이 붓는 등의 증상을 유발할 수 있다. 협착된 판막의 치료는 협착된 판막의 모양에 따라서 다르다고 볼 수 있는데, 환자의 판막을 살리면서 섬유화되어 붙어 버린 판막을 수술적인 방법으로 열어 주는 방법, 일종의 판막 성형술과 판막을 갈아 넣어 주는 인공판막 치환술이 있다. 특히 협착판막의 모양이 비교적 양호하고 석회화가 적은 선택된 환자에서는 수술을 대치할 수 있는 '경피적 승모판 풍선확장 성형술'이 효과적인 치료 시술로 보편화되어 있다. 경피적 승모판 풍선확장 성형술은 대수술을 피하고 똑같은 치료 효과를 갖는다는 점에서 치료 시술의 발전에 큰 전환점이었다고 볼 수 있다.

필자는 1988년 처음으로 '경피적 승모판 풍선확장 성형술'을 국내에 도입하고 발전시키는 데 기여했다. 현재는 풍선확장 성형술이 국내 임상에서도 선택된 승모판 협착증 환자에서는 표준 치료로 인정되어 있다.

++ 대동맥판막 협착증의 스텐트 조직판막 치환술
치료의 신기원을 열다

83살의 이○○ 씨는 누구보다 보람차고 멋진 인생을 살아 왔고 건강에도 늘 자신이 있었다. 최근 2년 전부터 4~5차례 운동 중 실신하거나 호흡 곤란이 나타났다. 가까운 병원에서 부정맥 검사를 하였는데 실신과 관련된 특별한 부정맥은 없었다. 심장초음파상에서 대동맥판막 협착증이 매우 심하여 심장에서 온몸으로 피가 잘 배출되지 않아서 생긴다는 이야기를 들었다. 운동 시에 호흡곤란이나 실신, 이런 증상 모두가 대동맥판막 협착증의 전형적인 증상이었다. 이런 경우 사망률이 매우 높을 뿐 아니라 유일한 치료법이 가슴 한가운데를 절개하여 개흉한 다음 기존의 판막을

대동맥 판막 협착증

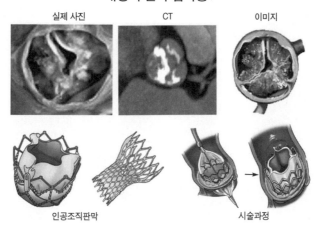

실제 사진　　　　　　　CT　　　　　　　이미지

인공조직판막　　　　　　　　시술과정

대동맥판막은 심장과 대동맥의 중간 부위에 있는 문의 역할을 하는 판막으로써, 나이가 들면서 판막 조직이 딱딱하고 두꺼워지면서 석회화가 침착되어 대동맥판막이 잘 열리지 않게 되어 전신에 피가 잘 나가지 못하게 되는 병이 대동맥판막 협착증이다. 경피적 대동맥판막 조직판막 치환술(TAVI)을 시행하여 삽입된 스텐트 조직판막이 좁아진 판막을 크게 열어준 것을 관찰할 수 있다. 현재 경피적 대동맥판막 스텐트 조직판막 치환술에 사용되어지고 있는 인공판막으로는 Edwards Sapien 밸브 및 CoreValve가 가장 많이 사용되어지고 있다.

뜯어 내고 대신 인공판막을 끼우는 대동맥판막 치환술밖에 없다는 것이다. 고령의 나이에 수술을 받기 위한 결정은 쉽지 않아 몇 번이고 다른 병원을 찾아 치료 방법에 대한 의견을 들었다. 필자를 찾아와 대동맥판막 스텐트 치환술을 성공적으로 받은 결과 실신이나 호흡곤란 없이 지금도 여생을 맘껏 즐기고 있다.

심장이 피를 펌프질하면 대동맥이라는 큰 혈관을 통해서 온몸으로 혈액을 공급한다. 좌심실과 대동맥 사이의 대문 역할을 하는 것이 바로 대동맥판막이다. 나이가 들면서 부드럽던 판막 조직이 딱딱하고 두꺼워지면서 석회화가 침착되어 대동맥판막이 좁아지면 잘 열리지 않아서 좌심실에 펌프해준 피가 전신으로 잘 나가지 못하게 된다. 바로 대표적인 퇴행성 판막질환 대동맥판막 협착증이다.

사회가 고령화되면서 유병률이 점점 증가하고 있는 상황이다. 주요 증상으로는 호흡곤란, 흉통 그리고 실신 등의 증상이 나타날 수 있는데, 증상이 발현되면 1~2년 내 사망률이 50%에 이를 정도로 매우 치명적인 질환이다. 이런 경우 약물 치료는 거의 효과가 없으며, 빠른 시간 내에 개흉을 통한 대동맥판막 치환술을 받아야 한다. 하지만 환자의 대부분이 70~80대 이상의 고령인데다가 고혈압, 당뇨, 고지혈증, 폐질환 등 동반질환을 가지고 있는 경우가 많아서 전신 마취 개흉술에 따른 위험성이 높아 실제로 약 40~50% 환자에서는 수술적인 판막 치환술을 받지 못한다. 최근 '경피적 대동맥판막 스텐트 조직판막 치환술(TAVI)'이라는 시술이 개발되어 이런 고위험군의 환자에서 수술적 방법을 대치할 수 있는 적극적인 치료 방법으로 이용되어지고 있다.

'경피적 대동맥판막 스텐트 조직판막 치환술'은 가슴을 절개하고 인공판막으로 치환하는 대수술과 다르게 스텐트 안에 미리 조직판막을 장치하여 대퇴부에 있는 혈관을 따라 대동맥판막까지 도달하게 한 다음, 좁아져 있는 판막 사이에 스텐트를 열어 줌으로써 새로운 인공조직판막을 대동맥판막에 적절하게 고정시키는 방법이다. 대동맥이 석회화나 굴곡이 심하거나 대퇴부의 혈관의 크기가 작아서 다리로 시술이 불가능한 경우에는 흉벽에 조그만

구멍을 내고 이를 통해 심첨부를 천자하여 시술하는 방법도 있다. 최근에는 겨드랑이 동맥, 경동맥, 쇄골하동맥 등 여러 경로를 통해서도 시술이 가능하다.

성공적인 시술을 위해서는 환자 개개인의 해부학적 구조와 심장기능 등의 정확한 상태를 평가하기 위하여 심초음파 검사, 대동맥 조영술, 컴퓨터 단층촬영 등을 시행하여 경피적 스텐트 판막 치환술이 적합한지를 평가한다. 시술 시간은 약 1시간 정도 소요되며 정상적인 생활로 빠르게 복귀할 수 있다.

이 시술은 2002년 프랑스의 알랭 크로즈비(Alain Cribier)라는 심장내과 의사가 대동맥판막 협착증 환자에서 처음으로 치료에 성공한 이후 10여 년의 치료 효과를 나타내며, 현재 전 세계적으로 수만 명의 환자들이 시술을 받았다. 선택된 환자에서는 치료 성적이 우수하고, 치료효과에 있어서도 수술에 의한 인공조직 판막 치환술과 차이가 없으면서 훨씬 안전하게 시술을 할 수 있다는 것이 입증되었다.

국내에서는 필자 등의 연구팀이 2010년 처음으로 '경피적 대동맥판막 스텐트 조직판막 치환술'을 도입하여 선택된 환자를 대상으로 적극적인 시술이 이루어지고 있다. 시술한 환자의 평균연령이 거의 80세로 수술적 처치가 거의 불가능한 환자들에게 비교적 간단한 시술로 새로운 삶을 다시 찾게 해줄 수 있었다. 본 시술의 특징은 막혔던 판막으로의 혈류 이동이 정상화되면서 전신 혈류가 증가하고 시술 전후에 환자의 운동 능력이나 증상이 현저하게 좋아지는 데 있다. 현재까지의 '경피적 대동맥판막 스텐트 조직판막 치환술'의 효과 면에서 앞으로 대동맥판막 협착증 치료에 신기원을 만들었다고 볼 수 있다.

++ 인공판막 치환수술의 선택

판막치환술 수술을 받게 되는 경우에는 기계판막과 조직판막 중에 결정하는 것이 중요하다. 환자의 생활 패턴과 상황에 따라서 달라질 수 있기 때문에 주치의와의 전문적인 의견 교환이 필요하다.

기계판막의 장점은 관리만 잘 이루어지면 평생 사용할 수 있다는 것이다. 대신에 평생 항응고 치료를 받아야 한다는 결정적인 단점이 있다. 쿠마딘이라는 약을 적정량 먹고, 2~3달에 한번씩 피검사를 하면서 혈액의 응고 정도를 체크해야 한다. 넘치면 치명적인 출혈이 많아지고 모자라면 치명적인 혈전이 생긴다. 그야말로 출혈과 혈전 사이에서 평생 줄타기를 해야 하는 입장인 것이다. 어디 한 곳 세게 부딪혀도 안되고, 먹는 음식도 일정한 종류, 일정량을 늘 생각하면서 먹어야 한다. 환자의 삶이 늘 쿠마딘에 의해 조절되어지는 느낌을 떨칠 수 없다. 또한 열 명 중에 4명은 심장에서 판막이 움직이는 쇳소리에 잠을 이룰 수 없는 경우도 생긴다.

반면에 조직판막은 판막의 수명이 있어서 재수술의 부담이 있는 단점이 있으나 수술 후에 항응고 치료도 필요 없으며, 일단 수술이 잘되면 기능적으로는 완전히 정상적인 생활을 할 수 있다는 장점이 있다.

터미네이터 아놀드 슈와제네거가 올해 67세의 나이에 라스트 스탠드라는 영화로 다시 돌아왔다. 영화배우 아놀드가 50세 때에 대동맥판막 치환술을 받았다는 사실을 아는 사람은 많지 않을 것이다. 대동맥판막은 원래 3개의 판막으로 만들어지는데, 아놀드는 선천성으로 대동맥판막이 두 개로 되어 있었다. 시간이 지나면서 일찍이 판막의 퇴행성 변화가 생겨 50세의 젊은 나이에 대동맥판막 치환술을 받았다. 수술 당시 의사가 권고한 인공판막은 기계판막이었으나 아놀드 자신이 조직판막을 선택하여 지금까지 17년을 열심히 그리고 재미있게 왕성한 삶을 살았다. 아놀드는 수술 후에 캘리포니아 주지사에 당선되어 많은 일을 했으며, 평소에 스키, 오토바이 등을 즐겨서 대퇴부 골절 등의 큰 사고도 여러 번 겪었지만 별 문제가 없었다. 아마 기계판막으로 판막을 바꿔 넣었다면, 잦은 사고에 의한 출혈로 일찍 생을 마감했을지도 모를 일이다.

++ 경피적 대동맥판막 스텐트 조직판막 치환술(TAVI)에 대한 개인적인 기대

앞으로 5~10년 후 미래의 대동맥 판막협착증 환자의 치료 변화에 대해서 알아 보자.

현재까지는 수술적 치료가 표준 치료이고, 수술과 연관된 위험율이 아주 높은 고위험군이나 수술을 시행할 수 없을 정도의 위험도가 높은 환자에서 제한적으로 경피적 대동맥판막 스텐트 조직판막 치환술이 시행되는 것이 일반적이다. 이미 미국에서는 비교적 수술의 위험이 적은 환자군에서도 경피적 대동맥판막 스텐트 조직판막 치환술을 시행하여 그 임상경과에 대한 연구가 활발히 진행되고 있다. 머지않아 의학기술의 발달과 시술의 숙련도, 경험이 증가하면서 본 시술의 적응증은 점점 넓어지리라 믿는다.

처음으로 경피적 대동맥판막 스텐트 조직판막 치환술(TAVI)을 받은 환자가 현재 12년째 건강하게 살아있다. '경피적 대동맥판막 스텐트 조직판막 치환술(TAVI)'의 판막 수명이 수술적인 방법과 비슷하게 유지될 수만 있다면, 10년 후에 대동맥판막 협착증 환자의 치료에 가슴을 여는 수술이 꼭 필요할까?

두근두근, 심장이 널뛴다; 부정맥

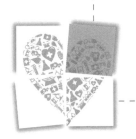

심장은 우리 몸에서 유일하게 자가 발전소를 가지고 사람의 맥박을 유지하는 장기다. 동방결절이라고 하는 발전소에서 전기를 발생하면 심장의 특수한 전도 시스템을 통해서 심장의 근육에 전달되어 수축 자극을 전달한다. 수축 자극을 받은 근육이 수축하고 심장 안에 모아진 피를 전신으로 뿜어 주게 된다. 맥박은 1분에 60회에서 100회로 규칙적으로 뛰는 게 정상이다. 따라서 맥박이 심하게 느리거나 빠르거나 불규칙적인 경우를 통틀어 부정맥이라고 한다. 이러한 부정맥은 어떻게 분류하느냐에 따라 여러 가지로 나눠 볼 수 있는데, 대표적인 경우가 심장 박동 횟수에 따라 나누는 것이다. 1분당 박동수가 60회 이하인 경우 느리다 하여 서맥성 부정맥이라 하고, 1분당 박동수가 100회 이상인 경우 빠르다 하여

빈맥성 부정맥이라 한다.

♥♥ 서맥성 부정맥

발전소가 기능을 제대로 하지 못하는 경우, 심장 전도체계가 절단되어 수축 자극이 심장 근육에 전달되지 않는 경우에 맥박수가 30~40회 밖에 뛰지 않아서 어지럽거나 실신 등의 증상이 생길 수 있다. 이러한 서맥증의 가장 흔한 원인은 자가 발전소의 퇴행성 변화로 동방결절의 섬유화가 생기는 경우, 그 외에도 관상동맥질환, 갑상선기능저하증, 심한 간질환, 저체온증, 장티푸스 등이 있고 비정상적인 미주신경의 항진으로도 유발될 수 있다. 서맥증의 경우 환자 스스로 맥을 짚어보고 의심해 볼 수도 있지만 심전도 검사가 비교적 간단하고 정확한 방법이다. 심전도에 부정맥이 나타나지 않을 때는 언제 나타날지 모르는 서맥의 기록을 위해서 하루 종일 심전도 검사를 할 수 있는 홀터 검사를 통해 보다 정확하게 진단 받을 수 있다.

맥이 느린 서맥성 부정맥의 경우에는 약물로는 맥박을 정상적인 수준으로 돌아오게 하는 것이 매우 힘들기 때문에 심장의 전도계 기능을 대신해 줄 수 있는 인공심박동기를 삽입할 수 있는데, 이는 전류발생기(배터리)와 1~2개의 전선으로 구성되어 있으며, 전기를 전달해 주는 전선은 쇄골하정맥을 통하여 심실이나 심

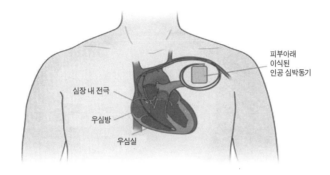

피부아래
이식된
인공 심박동기

심장 내 전극

우심방

우심실

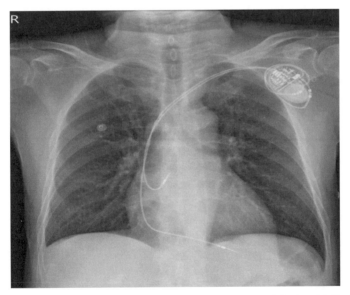

R

서맥성 부정맥으로 맥박이 너무 느린 경우, 인공 심박동기 삽입이 필요하다. 인공 발전기는 왼쪽 쇄골 아래쪽에 작은 주머니를 만들어 넣고, 2개의 전선을 심장에 밀어 넣어 고정한다. 발전기에는 환자에 맞는 치료 프로그램을 입력하고 규칙적으로 기능과 배터리 등을 측정한다.

방에 위치하게 된다. 본체는 20~30g 정도의 무게로 대부분 국소 마취 하에 오른쪽이나 왼쪽 쇄골 아래 부위의 피부 속에 주머니를 만들어 넣게 된다.

♥♥ 상심실성빈맥

상심실성빈맥은 심방 또는 심방심실 접합부에서 선천적으로 생겨있는 부대회로에 의한 비정상적인 전기 흐름에 의해서 생긴다. 동방결절에서 만들어진 전기 자극이 방실결절 부위의 부대 회로에 의해서, 비정상적으로 회귀성 전기 흐름이 반복적으로 이루어지는 경우로 엄밀한 의미에서 선천성질환이다. 원칙적으로 맥박이 빠른 빈맥성 부정맥은 맥박수를 느리게 하는 약제를 항부정맥약제를 포함해 사용하거나 전극도자절제술이라는 경피적 시술을 이용하여 비정상적인 전기회로나 조직을 전기소작을 하여 치료를 할 수 있다. 항부정맥 약제는 종류가 다양하고 부작용이 만만치 않으므로 적절한 선택과 사용이 필요하다. 고주파 전극도자 절제술은 약물 치료에 반응을 하지 않거나 부정맥이 심할 경우 비교적 간단하게 직접 부대회로를 잘라주는 치료이다.

♥♥ 심방세동

장OO(65세, 남자) 씨는 평소 아침에 진한 에스프레소 한 잔을 즐기는 것을 좋아한다. 그런데 며칠 전부터 가슴에 심한 두근거림을 느끼며, 현기증에 잦은 피로감으로 병원을 찾았다. 평소 지나친 카페인 섭취나 담배, 술 등으로 남보다 자주 가슴이 뛰는 것을 느꼈으나 심한 두근거림과 현기증을 느끼는 등의 증상이 나타난 경우는 이번이 처음이었다. 병원에서 실행한 심전도에서 빠른 맥박이 불규칙한 심방세동으로 진단을 받았다.

심방세동은 최근 가장 주목을 받고 있는 부정맥으로, 심방과 전도 시스템의 퇴행성 변화에 의해서 주로 발생하고 고령화 사회에서 유병률이 급격하게 증가하고 있으며, 임상적으로 매우 중요한 질환으로 주목을 받고 있다. 주로 고령, 관상동맥질환, 류마티스성 심장질환, 고혈압, 당뇨, 갑상선 중독증(갑상선호르몬의 과다) 등으로 유발된다. 심방세동은 심방 내에서 분당 400~600회의 비정상적인 박동이 유발되어 매우 빠르고 불규칙적인 전기가 심실로 전달되나 전도 시스템 중간의 방실결절에서 전도가 차단되어 100~150회 정도의 빠른 심실 수축을 야기할 수 있다. 따라서 심방세동이 생기면 맥박이 빠르고 불규칙적으로 뛰기 때문에 갑작스런 흉부 불쾌감과 호흡곤란을 느낄 수 있다.

심방세동의 경우, 심방의 수축이 400~600회로 아주 빠르게 뛰기 때문에 효과적인 심방 수축을 못하는 상태로 심방 내 혈액순환은 거의 정체되어 심장 내 혈전의 발생 위험을 높이게 되며, 이로 인하여 색전성 뇌졸중 위험성이 일반인에 비해 5배 이상 높아지게 된다. 따라서 혈전에 의한 뇌졸중을 예방하기 위한 항응고제 등의 복용이 반드시 필요할 수 있으므로 전문의와의 상의가 꼭 필요하다.

심방세동이 발작적으로 갑자기 생기는 경우는 항부정맥 약제로 심방세동의 발현을 억제하거나 부정맥이 생겼을 때 맥박을 느리게 하는 약물을 쓸 수 있다. 최근에는 생활이 불편할 정도의 발작성 심방세동은 전극도자 절제술을 이용하여 완전히 치유할 수도 있다.

++ 심방세동의 무서운 합병증 뇌졸중 예방

심방세동이 발생하면 심방 내 혈액순환은 거의 정체되어 심장 내 혈전의 발생 위험을 높이게 되며, 이로 인하여 색전성 뇌졸중 위험성이 일반인에 비해 5배 이상 높아지게 된다. 따라서 심방세동 자체의 치료뿐 아니라 색전증 예방을 위해 피를 묽게 하는 약을 반드시 복용해야 한다. 아스피린, 클로피도그렐, 경구용 항응고제인 와파린(쿠마딘) 혹은 최근 새로 나온 경구용 항응고제 등을 사용할 수 있다. 약제는 나이, 동반질환, 뇌졸중의 병력 등을 고려하여 선택된다. 대표적인 것이 바로 와파린(쿠마딘)이라는 약제인데, 혈액 응고에 관여하는 인자를 억제함으로써 피를 묽게 하여 혈전의 생성을 방지하거나 혈전을 용해시키는 작용을 한다. 환자마다 필요로 하는 용량이 달라 용량 결정이 쉽지 않고 콩이나 녹황색 야채 같은 음식에 의해서 영향을 많이 받을 수 있고, 다른 약제와의 상호 작용도 심한 편이라서 매우 다루기 힘든 약제이다. 규칙적으로 혈액 내 농도를 확인하는 피검사를 받아야 하며, 출혈의 위험성도 매우 높아 드물게 뇌출혈이나 위장출혈 등의 합병증으로 위험한 상황에 직면하기도 한다. 이를 대신하여 최근 새로운 경구용 항고제가 개발되어 선별적으로 임상에 쓰이고 있다.

최근에는 경피적으로 좌심방의 귀 부분을 막아주는 폐색술이 개발되어 비판막성 심방세동을 가진 환자에서 혈전의 90% 이상이 기원하는 것으로 밝혀진 좌심방이를 기계적으로 막아버리는 시술이다. 일부 환자에서는 장기적 항응고제의 사용이 출혈 위험을 증가시키므로 적합하지 않은 경우가 있는데, 이런 경우 폐색술을 고려해 볼 수 있다. 시술 방법은 비교적 간단하여 대퇴 정맥을 통해 삽입하여 심방중격을 통과시켜 심장 내 좌심방이에 이식시키는 것이다

♥♥ 심실빈맥

심실빈맥은 우심실 또는 좌심실에서 발생하는 비정상적인 심실 부정맥으로 몇 초에서 수 분간 또는 수 시간 지속될 수도 있다. 30

초 이상 지속되는 지속성 심실빈맥은 치료하지 않으면 심실세동
으로 진행하여 급사에 이를 수 있는 위험한 부정맥이다. 심실세동
은 심실의 떨림으로 효과적인 심실수축을 하지 못하는 상태로 응
급소생술이 절대 필요한 상황으로 수 분내 무의식, 뇌손상, 사망
을 초래하는 응급 상황이다. 심실세동은 심근경색, 전기사고, 매
우 빠른 충격이나 익사에 의해서 유발될 수 있다. 심실빈맥과 심
실세동은 여러 가지 부정맥들 가운데 가장 무섭고 예측이 어려우
며, 발생할 경우 돌연사로 이어질 수 있는 매우 치명적인 상태이
다. 발생 시 즉각적인 심폐소생술과 전기충격 요법이 필요하며 회
복 후에는 지속적인 항부정맥 약제나 전극도자 절제술을 시행하
여 치료해야 한다. 심실빈맥의 재발이 심할 경우 삽입형 심실제세
동기 등을 시술받을 수 있는데, 이는 심실빈맥이 발생하였을 경우
이를 감지하여 심장에 전기자극이나 충격을 가하여 부정맥을 즉
각적으로 중지시키는 장치이다.

심장 근육에 생기는 근육질환

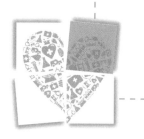

♥♥ 비후성 심근병증

몇 년 전에 아주 유명한 젊은 여자 마라톤 선수가 장거리 경주 중에 갑자기 급사한 경우가 있었다. 부검 결과 그 선수는 비후성 심근병증을 갖고 있었다고 알려진 적이 있었다. 비후성 심근병증은 과도하게 심장 근육이 두꺼워지는 병으로 약 50%에서는 유전적으로 발생하게 된다. 비후성 심근병증의 유병률은 1,000명당 1~2명 꼴로 되어 있으며, 이 질환으로 인한 연간 사망률은 일반 인구의 1~2%에 달하는 것으로 되어 있다. 임상증상은 증상이 전혀 없는 경우에서부터 심부전증, 급사에 이르기까지 매우 다양하게 나타난다. 진단을 받은 이후에는 가족력 조사, 심장초음파 검사, 급사의 위험성에 대한 면밀한 검토가 정기적으로 이루어진다.

비후성 심근병증의 치료는 증상이 없는 경우에는 특별한 치료가 필요하지 않다. 하지만 운동 시 호흡 곤란이나 협심증 등이 생기는 경우는 심근 빈혈을 감소시킬 수 있는 약물 치료를 시행하게 된다. 악성 심실부정맥이 동반되어 있는 경우에는 급사의 위험이 있기 때문에 심실 제세동기 삽입이나 비후된 심근 절제술 등의 적극적인 치료 시술이 필요한 경우도 있다.

대부분의 증상은 좌심실의 피가 전신으로 나가는 유출로가 기능적으로 좁아져서 올 수 있는데, 증상이 심한 경우에는 운동 시 심한 호흡 곤란이나 흉통을 일으키기도 한다. 수술적인 방법으로 좌심실의 유출로를 확장하거나 비수술적인 방법으로 유출로를 넓혀 주는 치료 방법이 있다.

♥♥ 확장성 심근병증

확장성 심근병증은 여러 가지 원인으로 좌심실이 점점 커지면서 심장의 수축 능력이 떨어져 피를 효과적으로 펌프질해 줄 수 없기 때문에 폐에 울혈이 생기는 경우를 말하며 이를 심장의 수축 기능 부전이란 의미에서 심부전증이라 한다. 병의 정도에 따라 전혀 증상이 없는 예도 있지만 호흡곤란이나 전신 부종 등을 만들 수 있다. 미국에서는 대부분의 경우가 협심증이나 심근경색증과 관련되어 생기지만, 우리나라에서는 특별한 원인 없이 심장근육이 늘어나는 특발성인 경우가 대부분으로 반복되는 심부전, 심실

부정맥 등으로 급사하는 경우가 많다. 확장성 심근증의 치료는 우선 그 원인을 정확히 규명하여 협심증이나 심근경색증이 원인인 경우에는 혈관 조영술 등의 정밀 검사 후 스텐트 삽입술이나 관동맥 우회로술 등의 치료가 필요한 경우도 있으나, 그 원인이 뚜렷하지 않은 특발성의 경우는 심장의 수축력을 증진시킬 수 있는 약물 치료가 주된 치료이다. 잦은 심부전 등으로 정상 생활이 곤란한 경우에는 심장이식 수술이 유일한 치료법이 되는 경우도 있다.

❥♥ 심부전증

심부전은 심장의 펌프질이 약해져서 몸 전체에 공급해야 하는 혈액을 충분히 공급하지 못하는 상태를 말한다. 펌프질이 약해지면 폐에서 심장으로 들어오는 혈액이 심장 밖으로 나가지 못하고 결국 폐혈관에 머물게 된다. 이렇게 정체된 혈액이 폐에 고이면 마치 물에 빠진 것처럼 숨쉬기가 어려워지게 되는데 이를 폐부종이라고 일컫는다. 심부전은 가만히 앉아 있어도 물에 빠진 것과 같은 고통을 느끼게 되는 것이다. 최근 심부전은 노령화와 더불어 관상동맥질환 및 다른 심장질환의 유병률이 증가함에 따라 전 세계적으로 발생이 증가하는 질환 중 하나다. 어떤 심장질환이든 말기에는 심부전으로 이행되는 경우가 많아 우리들의 수명에 직접 영향을 줄 수 있는 무서운 질병이다.

++ 종류 및 원인

심부전은 크게 수축기 심부전과 이완기 심부전 두 종류로 나누어진다. 수축기 심부전은 심장의 펌프 기능이 떨어져서 한 번에 많은 양의 혈액을 전신으로 내보내기 위해 심장이 커지는 병으로, 심부전 환자의 약 50~60%가 수축기 심부전에 속한다. 이완기 심부전은 심장의 이완 기능이 떨어져서 충분한 혈액을 받아들이지 못하고 심장 내 압력이 상승하면서 폐혈관에 혈액이 정체되는 병으로, 주로 고혈압이나 나이가 많은 고령환자에서 심장의 수축기 펌프기능은 유지됨에도 불구하고 폐부종 등이 생길 수 있다.

심부전의 원인은 매우 다양하여 모든 심장질환이 심부전을 일으킬 수 있다. 그 중 가장 흔한 원인은 관상동맥질환이다. 이외에도 고혈압이 잘 조절되지 않거나 심근병증, 바이러스 감염, 심장판막질환, 폐질환, 당뇨, 갑상선질환 및 다양한 약제(항암제, 마약 등)도 원인이 되기도 한다. 이외에도, 부정맥이 있거나 오랜 시간 과도한 술을 많이 마시는 것도 심부전을 유발할 수 있다. 최근에는 정신적·육체적인 극심한 스트레스에도 발생할 수 있고, 임신 후반기나 분만 후에 심부전이 발생하는 경우도 있다.

++ 다양한 증상

심부전은 그 원인만큼이나 증상도 다양하다. 앞서 설명한 것처럼 심부전의 가장 대표적인 증상은 호흡곤란이다. 호흡곤란에는 몇 가지 특징이 있는데 활동할 때나 가만히 있을 때에도 발생할 수 있다. 심해지면 수면 중 증상이 악화되어 수면 장애가 동반될 수도 있다. 그 외에도 전신 부종이나 하지 부종도 발생할 수 있고 피로감, 체중 증가, 식욕 감소, 소화불량 등도 동반될 수 있다. 증상만으로 심부전을 진단하기에는 한계가 있을 수 있으므로 의심될 경우 전문적인 검사를 위해 가까운 병원을 방문할 것을 권유한다.

++ 치료

심부전은 기본적으로 원인 질환에 대한 교정이 선행되면 호전될 수 있다. 특히 심부전 중에서 빈맥, 스트레스, 임신, 약물, 고혈압, 갑상선 기능과 연관된 상태일 경우, 원인 질환이 교정이 되면 정상으로 회복될 수도 있다. 또한 적절한 약물 치료를 시행할 경우, 증상 호전과 더불어 장기간의 예후 개선도 기대할 수 있다. 적절한 약물 치료뿐 아니라 가장 중요한 것 중의 하나는 바로 힘든 심장을 도와줄 수 있는 생활 개선 요법, 즉 저염식이, 체중 조절, 스트레스 관리, 적절한 운동이다. 대표적인 약물로는 체내 수분을 줄이고, 증상을 호전시키기 위한 이뇨제가 있다. 이뇨제는 급성 악화상태에서 증상을 호전시킬 수 있을 뿐만 아니라 장기간 증상의 악화도 예방할 수 있어 심부전 치료의 가장 기본이다. 그 외 심장의 수축력을 증가시키거나 심장을 보호하는 약제들을 지속적으로 투여하여야 한다. 이러한 약제는 어떤 특정 용량에서 최고의 효과를 발휘하기 때문에 환자에 맞는 약물의 적정 용량을 결정하기까지는 일정 적응 기간이 필요하다.

심부전은 매우 어렵고도 위중한 질환이긴 하지만, 원인 질환을 잘 감별해서 적절하게 치료를 하면 완전히 호전될 수도 있고, 약물 치료나 생활 개선 요법에 잘 반응을 하는 경우에도 일상적인 생활이 가능할 수 있어 의사와 상의하며 치료를 잘 유지하는 것이 중요하다. 물론 매우 심각한 심부전이어서 치료에 반응이 없을 경우에는 심장이식 수술을 받는 경우도 있다. 심장이식 수술은 1992년 서울아산병원에서 국내 처음으로 시작하여 현재는 세계적인 심장이식 센터로 발전하였으며, 이식 후 환자의 생존율도 다른 나라에 비해서 좋은 것으로 인정 받고 있다.

++ 심장이식 수술

심부전증이 심해서 평상시에도 호흡곤란을 느끼는 환자의 경우(class 4) 연간 사망률은 50~77%로 매우 높다. 심장이식은 이처럼 수명이 1~2년을 넘지 못할 것으로 예상되는 말기 심부전 환자에게 시행되는 수술 방법으로 수혜자의 병든 심장을 제거하고 뇌사 기증자의 건강한 심장으로 교체하는 외과 수술법이다. 수술 후에는 지속적인 면역억제제의 투여 등 세심한 관리를 필요로 하지만 생명을 연장할 수 있는 유일한 치료 방법이라고 볼 수 있다.

심장 이식 수술은 1967년 남아연방에서 처음으로 성공된 이래 현재 세계적으로 7~8만여 명 이상의 이식 수술이 이루어졌다. 서울아산병원에서도 1992년에 국내 최초로 심장 이식수술이 시행된 이후, 2012년 12월에 400예를 돌파하였고 이는 국내 전체 심장이식 수술의 약 50%를 넘는 기록으로 매년 국내 최다 심장이식 수술을 시행하고 있다. 또한 1년 이상 및 10년 이상 생존율도 94.7%와 75.7%로 국제심폐이식학회에 보고된 국제 평균 79.4%와 50%보다도 월등히 높은 수준이다. 그 밖에도 2001년 국내 최연소 심장 이식 수술 성공을 비롯하여 2005년 국내 최초 기증자 : 수혜자의 몸무게 차 4 : 1 심장이식 수술 성공 등으로 꾸준한 발전을 거듭해 오고 있다.

현실적으로는 수술을 기다리는 이식 대상자의 수가 장기 제공자에 비하여 월등히 많다는 것이 문제가 되고 있다. 따라서 호흡 곤란으로 자주 입원해서 정주용 주사 약물 치료를 받아야 되는 환자, 당장 기계적인 순환 보조 장치 등이 필요한 심한 심부전증 환자 그리고 치료에 반응하지 않는 심실 부정맥 등이 있어서 급사의 위험이 높은 환자에서는 심장이식의 우선적 대상이 되지만, 그렇지 않은 환자들에 있어서 심장이식 대상을 결정하는 데는 여러 가지 상황을 고려해서 신중히 결정해야 한다.

내과적·외과적인 치료로 더 이상의 호전을 기대하기 어려운 모든 심장질환이 심장이식의 대상이 된다. 서구에서는 성인의 경우 관상동맥질환과 심근질환이 각 45% 정도씩 차지하는 주원인이나 국내에서는 심근질환이 2/3 정도를 차지하고 관상동맥질환은 9% 정도이다. 이 외에는 판막질환, 선천선 심장병, 심근염 등이 있다. 심근질환은 확장성 심근병증이 90% 이상의 원인이나 비후성 심근병증도 심장이식의 대상질환이 된다. 소아의 경우에는 선천성 심장기형과 심근질환이 주요 원인이다.

++ 심부전 심장재활 프로그램

심장재활 프로그램은 심장병이 있는 상태에서 재발 방지와 기능 회복을 위해서 시행되는 포괄적인 치료 개념으로 개인별 맞춤 전략이 필수적이다. 특히 심부전의 경우 심장재활 프로그램을 통한 재입원 감소, 증상 완화, 사망률 감소가 입증되어 표준 치료 중의 하나로 간주되고 있다. 서울아산병원도 심부전 재활클리닉을 통해 심부전 환자들에 대한 다각적인 심장재활 프로그램이 시행되고 있다.

66세, 남자 정○○ 씨는 평소 건강했으나 최근 조금만 움직여도 숨이 차고 온몸에 부종이 발생하면서 밤에 똑바로 누워서 잠을 이룰 수 없을 정도로 호흡곤란이 심해졌다. 병원에 내원하여 시행한 검사상 심장의 수축 기능이 심각하게 감소되어 있고, 이로 인하여 폐에 물이 찬 폐부종이 심각하였다. 일단 이뇨제와 혈관 확장제를 투여하여 호흡곤란 증상을 완화시키기 위한 급성기 치료가 시행되었고 다행히 호전되어 경구용 약물로 변경하여 퇴원이 가능해졌다.

서울아산병원 심부전 심장재활 프로그램을 적용하여 전담 코디네이터가 '심부전 바로 알기' 책자를 이용한 심부전의 병태 생리, 증상, 관리 및 예후 등에 대해 반복적인 교육을 시행하고, 설문지를 통한 삶의 질과 우울증 평가를 시행하였다. 심폐 운동부하 검사를 실시하여 현재 환자의 운동 능력, 체성분, 맥박 및 혈압 등을 측정하여 이에 대해서 전문 운동 처방사의 운동 처방, 전문 영양사의 식이습관 관리, 심부전 심장재활 클리닉 진료를 시행하였다.

심부전 심장재활 프로그램은 원칙적으로 퇴원 4주 후부터 시작하여 12주간 시행되는 프로그램으로 정○○ 씨 역시 12주간의 심장재활 프로그램 후 심장 수축 기능의 호전, 운동 능력의 향상과 증상 완화, 삶의 질 향상, 체중 감소, 우울증 감소 등의 드라마틱한 변화를 가져올 수 있었다. 이런 변화를 잘 유지한다면 결국 심부전으로 인한 재입원율 감소 및 사망률 감소도 기대할 수 있다. 현재 모든 심부전 환자들을 대상으로 입원 시부터 심장재활 프로그램이 시행되고 있다.

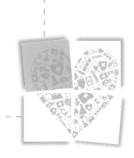

어른이 가지고 있는
선천성 심장질환

선천성 심장질환은 사람이 태어날 때부터 심장 구조에 문제가 있어서 발생한다. 심장판막, 심장내벽, 동맥, 정맥 등에 문제가 있으면 심장을 통한 피의 정상적인 흐름에 변화가 오게 된다. 선천성 심장질환은 증상이 없는 간단한 것에서부터 생명이 위태로운 심각하고 복잡한 것에 이르기까지 종류가 매우 다양하다. 어른이 되어서까지 발견되는 선천성 심장질환은 심방중격 결손증, 동맥관 개존증, 난원공 개존증 등이 있다.

❤❤ 심방중격결손

심방중격결손이란 오른쪽 심방과 왼쪽 심방 사이에 구멍이 있는 병이다. 왼쪽 심장의 압력이 오른쪽 심장보다 더 높기 때문에 열려 있는 구멍을 통해 왼쪽에서 오른쪽으로 피가 흐른다. 따라서 상대적으로 폐에 보다 많은 혈류가 흐르게 되고, 그 정도가 미약하면 별다른 이상이 없지만 정도가 심하면 폐에 부담을 주게 되어 폐동맥의 압력이 증가하게 된다. 심방중격의 구멍은 40%가 2세 이전에 자연히 막히는데 그 이후에도 구멍이 남아 있다면 저절로 막힐 확률이 낮다. 발견되면 최근에는 비교적 간단한 기구를 이용해서 경피적 폐쇄술로 구멍을 막아주는 시술이 많이 이용되고 있으며, 중격결손이 아주 큰 경우에는 수술적 방법으로 막아주는 수술이 필요할 수도 있다.

❤❤ 동맥관 개존증

동맥관 개존증이란 출생 전 태아에서는 반드시 열려 있어야 하는 대동맥과 폐동맥 사이의 연결관이 출생 후에도 닫히지 않고 그대로 열려 있는 경우이다. 관의 크기와 상관없이 동맥관개존증이 지속될 경우 대동맥에서 폐동맥으로 옮겨 오는 높은 압력의 혈류 때문에 폐동맥 고혈압이 생길 수 있고, 호흡곤란, 심부전 및 감염성 심내막염 등이 발생할 수 있기 때문에 발견되면 즉시 치료가 필요하다. 최근 들어서는 비교적 간단한 경피적 폐쇄술로 개존증을 막아줄 수 있다.

❤❤ 난원공 개존증

태아는 자기 폐로 호흡하지 않기 때문에 자궁에 있는 동안은 탯줄을 통해서 산소와 영양분을 공급 받는다. 탯줄을 통해 전달되는 동맥혈은 좌우 심방 사이에 직접적인 통로가 되는 작은 구멍인 난원공을 통해 전신으로 순환하게 된다. 출산 직후에 폐로 호흡을 하기 시작하면 저절로 난원공이 막히게 되는데, 출생 후에도 난원공이 폐쇄되지 않고 개방된 상태를 난원공 개존증이라고 한다. 정상 성인의 30% 가까이에서 난원공 개존증이 발견되며 임상적 의미에 대해서는 논란이 많으나 최근에는 색전성 뇌졸중과의 연관성에 대해서 연구가 많이 진행 중이다. 치료는 수술보다는 경피적 시술을 통해서 난원공 개존증을 막아 줄 수 있다.

도움을 주신 분들

박은경
이화여자대학교 체육학 박사 졸업
전 서울아산병원 심장병예방재활센터 임상운동사
전 동원대학교 보건 운동관리과 겸임교수

임서진
고려대학교 보건대학원 역학 및 보건정보학과 졸업
현 고려대학교 간호대학 간호과학 박사과정 중
현 서울아산병원 심장병예방 재활센터 전담 간호사

■ 참고

김경선 지음, ≪떴다 지식탐험대≫, 시공주니어, 2010.
한동하 지음, ≪혈관을 의심하라≫, 위즈덤스타일, 2013.
가켄 편집부 지음, 박정애 옮김, ≪콜레스테롤 정복하기≫, 랜덤하우스, 2010.
김수경 지음, ≪그러나 당뇨는 축복이다≫, 은행나무, 2005.
기욤 뮈소 지음, 전미연 옮김, ≪당신 거기 있어 줄래요≫, 밝은 세상, 2007.
정지천, ≪조선시대 왕들은 어떻게 병을 고쳤을까≫, 중앙생활사, 2007.

http://blog.naver.com/bejoyous?Redirect=Log&logNo=120012355037
http://blog.naver.com/goldlucky770?Redirect=Log&logNo=90033164202
http://nibckjo.blog.me/90083330106
http://blog.naver.com/PostView.nhn?blogId=macsanjo&logNo=130051674674
http://news.naver.com/main/read.nhn?mode=LSD&mid=sec&sid1=104&oid=105&aid=0000006889
http://news.khan.co.kr/kh_news/khan_art_view.html?artid=200702010940421&code=900303
http://sillok.history.go.kr/inspection/inspection.jsp?mTree=0&tabid=k&id=k
http://blog.naver.com/PostView.nhn?blogId=idisgil&logNo=40013009776
http://skinique.blog.me/30114748493
http://blog.daum.net/hayan2/15867687
http://bbs1.agora.media.daum.net/gaia/do/debate/read?bbsId=D115&articleId=597167
http://cafe.naver.com/bohunstar/16351
http://news.heraldcorp.com/view.php?ud=20110422000003&md=20120422160551_AO
http://www.cyworld.com/_limhs1111/3670592

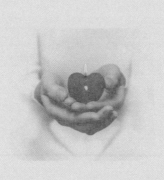

가림출판사 · 가림 M & B · 가림 Let's에서 나온 책들

웰빙 동의보감식 발마사지 10분
최미희 지음 | 신재용 감수
4×6배판 변형 | 204쪽 | 13,000원
아름다운 몸 건강한 몸을 위한 목욕
건강 30분
임하성 지음 | 대국전판 | 176쪽 | 9,500원
내가 만드는 한방생쥬스 60
김영섭 지음 | 국판 | 112쪽 | 7,000원
건강도 키우고 성적도 올리는 자녀 건강
김진돈 지음 | 신국판 | 304쪽 | 12,000원
알기 쉬운 간질환 119
이관식 지음 | 신국판 | 264쪽 | 11,000원
밥으로 병을 고친다
허봉수 지음 | 대국전판 | 352쪽 | 13,500원
알기 쉬운 신장병 119
김형규 지음 | 신국판 | 240쪽 | 10,000원
마음의 감기 치료법 우울증 119
이민수 지음 | 대국전판 | 232쪽 | 9,800원
관절염 119
송영욱 지음 | 대국전판 | 224쪽 | 9,800원
내 딸을 위한 미성년 클리닉
강병문 · 이향아 · 최정원 지음 | 국판
148쪽 | 8,000원
암을 다스리는 기적의 치유법
케이 세이헤이 감수 | 카와키 나리카즈 지음
민병수 옮김 | 신국판 | 256쪽 | 9,000원
스트레스 다스리기 대한불안장애학회
스트레스관리연구특별위원회 지음
신국판 | 304쪽 | 12,000원
천연 식초 건강법
건강식품연구회 엮음
신재용(해성한의원 원장) 감수
신국판 | 252쪽 | 9,000원
암에 대한 모든 것
서울아산병원 암센터지음
신국판 | 360쪽 | 13,000원
알록달록 컬러 다이어트
이승남 지음 | 국판 | 248쪽 | 10,000원
불임부부의 희망 당신도 부모가 될 수 있다
정병준 지음 | 신국판 | 268쪽 | 9,500원
키 10cm 더 크는 키네스 성장법
김양수 · 이종균 · 최형규 · 표재환 · 김문희 지음
대국전판 | 312쪽 | 12,000원
당뇨병 백과
이현철 · 송영득 · 안철우 지음
4×6배판 변형 | 396쪽 | 16,000원
호흡기 클리닉 119
박성학 지음 | 신국판 | 256쪽 | 10,000원
키 쑥쑥 크는 롱다리 만들기
롱다리 성장클리닉 원장단 지음
대국전판 | 256쪽 | 11,000원
내 몸을 살리는 건강식품
백은희 지음 | 신국판 | 384쪽 | 12,000원
내 몸에 맞는 운동과 건강
허철수 지음 | 신국판 | 264쪽 | 11,000원
알기 쉬운 척추 질환 119
김수연 지음 | 신국판 변형 | 240쪽 | 11,000원
베스트 닥터 박승정 교수팀의
심장병 예방과 치료
박승정 외5인 지음 | 신국판 | 264쪽 | 10,500원
암 전이 재발을 막아주는 한방 신치료 전략
조종관 · 유화승 지음 | 신국판 | 308쪽 |
12,000원

식탁 위의 위대한 혁명 사계절 웰빙 식품
김진돈 지음 | 신국판 | 284쪽 | 12,000원
우리 가족 건강을 위한 신종플루 대처법
우준희 · 김태형 · 정진원 지음
신국판 변형 | 172쪽 | 8,500원
스트레스가 내 몸을 살린다
대한불안의학회 스트레스관리특별위원회 지음
신국판 | 296쪽 | 13,000원
수술하지 않고도 나도 예뻐질 수 있다
김경모 지음 | 신국판 | 144쪽 | 9,000원

교 육

우리 교육의 창조적 백색혁명
원상기 지음 | 신국판 | 206쪽 | 6,000원
현대생활과 체육
조창남 외5명 공저 | 신국판 | 340쪽 | 10,000원
퍼펙트 MBA
IAE유학네트 지음 | 신국판 | 400쪽 | 12,000원
유학길라잡이 I - 미국편
IAE유학네트 지음 | 4×6배판 | 372쪽 | 13,900원
유학길라잡이 II - 4개국편
IAE유학네트 지음 | 4×6배판 | 348쪽 | 13,900원
조기유학길라잡이.com
IAE유학네트 지음 | 4×6배판 | 428쪽 | 15,000원
현대인의 건강생활
박상호 외5명 공저 | 4×6배판 | 268쪽 | 15,000원
천재아이로 키우는 두뇌훈련
나카마츠 요시로 지음 | 민병수 옮김
국판 | 288쪽 | 9,500원
두뇌혁명
나카마츠 요시로 지음 | 민병수 옮김
4×6판 양장본 | 288쪽 | 12,000원
테마별 고사성어로 익히는 한자
김경익지음 | 4×6배판 변형 | 248쪽 | 9,800원
生生공부비법
이은승 지음 | 대국전판 | 272쪽 | 9,500원
자녀를 성공시키는 습관만들기
배은경 지음 | 대국전판 | 232쪽 | 9,500원
한자능력검정시험 1급
한자능력검정시험연구위원회 편저
4×6배판 | 568쪽 | 21,000원
한자능력검정시험 2급
한자능력검정시험연구위원회 편저
4×6배판 | 472쪽 | 18,000원
한자능력검정시험 3급(3급II)
한자능력검정시험연구위원회 편저
4×6배판 | 440쪽 | 17,000원
한자능력검정시험 4급(4급II)
한자능력검정시험연구위원회 편저
4×6배판 | 352쪽 | 15,000원
한자능력검정시험 5급
한자능력검정시험연구위원회 편저
4×6배판 | 264쪽 | 11,000원
한자능력검정시험 6급
한자능력검정시험연구위원회 편저
4×6배판 | 168쪽 | 8,500원
한자능력검정시험 7급
한자능력검정시험연구위원회 편저
4×6배판 | 152쪽 | 7,000원
한자능력검정시험 8급
한자능력검정시험연구위원회 편저
4×6배판 | 112쪽 | 6,000원

볼링의 이론과 실기
이택상 지음 | 신국판 | 192쪽 | 9,000원
고사성어로 끝내는 천자문
조준상 글 · 그림 | 4×6배판 | 216쪽 | 12,000원
내 아이 스타 만들기
김민성지음 | 신국판 | 200쪽 | 9,000원
교육 1번지 강남 엄마들의 수험생 자녀 관리
황송주 지음 | 신국판 | 288쪽 | 9,500원
초등학생이 꼭 알아야 할 위대한 역사 상식
우진영 · 이양경 지음 | 4×6배판변형
228쪽 | 9,500원
초등학생이 꼭 알아야 할 행복한 경제 상식
우진영 · 전선심 지음 | 4×6배판변형
224쪽 | 9,500원
초등학생이 꼭 알아야할 재미있는 과학상식
우진영 · 정경희 지음 | 4×6배판변형
220쪽 | 9,500원
한자능력검정시험 3급 · 3급II
한자능력검정시험연구위원회 편저
4×6배 | 380쪽 | 15,000원
교과서 속에 꼭꼭 숨어있는 이색박물관 체험
이신화 지음 | 대국전판 | 248쪽 | 12,000원
초등학생 독서 논술(저학년)
책마루 독서교육연구회 지음 | 4×6배판 변형
244쪽 | 14,000원
초등학생 독서 논술(고학년)
책마루 독서교육연구회 지음 | 4×6배판 변형
236쪽 | 14,000원
놀면서 배우는 경제
김솔 지음 | 대국전판 | 196쪽 | 10,000원
건강생활과 레저스포츠 즐기기
강선희외11명공저 | 4×6배판 | 324쪽 | 18,000원
아이의 미래를 바꿔주는 좋은 습관
배은경 지음 | 신국판 | 216쪽 | 10,000원
다중지능 아이의 미래를 바꾼다
이소영 외6인 지음 | 신국판 | 232쪽 | 11,000원
체육학 자연과학 및 사회과학 분야의 석 ·
박사 학위 논문, 학술진흥재단
등재지, 등재후보지와 관련된 학회지 논문
작성법
허철수 · 김봉경지음 | 신국판 | 336쪽 | 15,000원
공부가 제일 쉬운 공부 달인 되기
이은승 지음 | 신국판 | 256쪽 | 10,000원
글로벌 리더가 되려면 영어부터 정복하라
서재희 지음 | 신국판 | 276쪽 | 11,500원
중국현대30년사
정재일 지음 | 신국판 | 364쪽 | 20,000원
생활화 신술 및 성폭력의 유형과 예방
신현무 지음 | 신국판 | 228쪽 | 13,000원
글로벌 리더가 되는 최강 속독법
권혁천 지음 | 신국판 변형 | 336쪽 | 15,000원
디지털 시대의 여가 및 레크리에이션
박세혁지음 | 4×6배판양장 | 404쪽 | 30,000원

취미 · 실용

김진국과 같이 배우는 와인의 세계
김진국 지음 | 국배판 변형양장본(올 컬러판)
208쪽 | 30,000원
배스낚시 테크닉
이종건 지음 | 4×6배판 | 440쪽 | 20,000원
나도 디지털 전문가 될 수 있다
이승훈 지음 | 4×6배판 | 320쪽 | 19,200원

역 학

역리종합 만세력
정도명 편저 | 신국판 | 532쪽 | 10,500원
작명대전
정보국 지음 | 신국판 | 460쪽 | 12,000원
하락이수 해설
이천교 편저 | 신국판 | 620쪽 | 27,000원
현대인의 창조적 관상과 수상
백운산 지음 | 신국판 | 344쪽 | 9,000원
대운용신영부적
정재원지음 | 신국판 양장본 | 750쪽 | 39,000원
사주비결용용법
이세진 지음 | 신국판 | 392쪽 | 12,000원
컴퓨터세대를 위한 新 성명학대전
박용찬 지음 | 신국판 | 388쪽 | 11,000원
길흉화복 꿈풀이 비법
백운산 지음 | 신국판 | 410쪽 | 12,000원
새천년 작명컨설팅
정재원 지음 | 신국판 | 492쪽 | 13,900원
백운산의 신세대 궁합
백운산 지음 | 신국판 | 304쪽 | 9,500원
동자삼 작명학
남시모 지음 | 신국판 | 496쪽 | 15,000원
소울음소리
이건우 지음 | 신국판 | 314쪽 | 10,000원
알기 쉬운 명리학 총론
고순택지음 | 신국판 양장본 | 652쪽 | 35,000원
대운명
정재원 지음 | 신국판 | 708쪽 | 23,200원

법률일반

여성을 위한 성범죄 법률상식
조명원(변호사)지음 | 신국판 | 248쪽 | 8,000원
아파트 난방비 75% 절감방법
고영근 지음 | 신국판 | 238쪽 | 8,000원
일반인이 꼭 알아야 할 절세전략 173선
최성호(공인회계사) 지음 | 신국판
392쪽 | 12,000원
변호사와 함께하는 부동산 경매
최환주(변호사)지음 | 신국판 | 404쪽 | 13,000원
혼자서 쉽고 빠르게 할 수 있는 소액재판
김재용 · 김종철 공저 | 신국판 | 312쪽 |
9,500원
술 한 잔 샀다는 말에서 찾아보는 채권 · 채무
변환철(변호사)지음 | 신국판 | 408쪽 | 13,000원
알기쉬운 부동산 세무 길라잡이
이건우(세무서 재산계장) 지음 | 신국판
400쪽 | 13,000원
알기쉬운 어음, 수표 길라잡이
변환철(변호사)지음 | 신국판 | 328쪽 | 11,000원
제조물책임법
강동근(변호사) · 윤종성(검사) 공저
신국판 | 368쪽 | 13,000원
알기 쉬운 주5일근무에 따른 임금 · 연봉제 실무
문강분(공인노무사) 지음 | 4×6배판 변형
544쪽 | 35,000원
변호사 없이 당당히 이길 수 있는 형사소송
김대환지음 | 신국판 | 304쪽 | 13,000원

변호사 없이 당당히 이길 수 있는 민사소송
김대환지음 | 신국판 | 412쪽 | 14,500원
혼자서 해결할 수 있는 교통사고 Q&A
조명원(변호사) 지음 | 신국판 | 336쪽 |
12,000원
알기 쉬운 개인회생 · 파산 신청법
최재구(법무사) 지음 | 신국판 | 352쪽 |
13,000원
부동산 조세론
정태식 · 김예기 지음 | 4×6배판 변형
408쪽 | 33,000원

생활법률

부동산 생활법률의 기본지식
대한법률연구회 지음 | 김원중(변호사) 감수
신국판 | 480쪽 | 12,000원
고소장 · 내용증명 생활법률의 기본지식
하태웅(변호사) 지음 | 신국판 | 440쪽 |
12,000원
노동 관련 생활법률의 기본지식
남동희(공인노무사)지음
신국판 | 528쪽 | 14,000원
외국인 근로자 생활법률의 기본지식
남동희(공인노무사)지음
신국판 | 400쪽 | 12,000원
계약작성 생활법률의 기본지식
이상도(변호사)지음 | 신국판 | 560쪽 | 14,500원
지적재산 생활법률의 기본지식
이상도(변호사) · 조의제(변리사) 공저
신국판 | 496쪽 | 14,000원
부당노동행위와 부당해고 생활법률의 기본지식
박영수(공인노무사)지음 | 신국판
432쪽 | 14,000원
주택 · 상가임대차 생활법률의 기본지식
김운용(변호사)지음 | 신국판 | 480쪽 | 14,000원
하도급거래 생활법률의 기본지식
김진흥(변호사)지음 | 신국판 | 440쪽 | 14,000원
이혼소송과 재산분할 생활법률의기본지식
박동섭(변호사)지음 | 신국판 | 460쪽 | 14,000원
부동산등기 생활법률의 기본지식
정상태(법무사)지음 | 신국판 | 456쪽 | 14,000원
기업경영 생활법률의 기본지식
안동섭(단국대 교수)지음 | 신국판
466쪽 | 14,000원
교통사고 생활법률의 기본지식
박정무(변호사) · 전병찬 공저 | 신국판
480쪽 | 14,000원
소송서식 생활법률의 기본지식
김대환지음 | 신국판 | 480쪽 | 14,000원
호적 · 가사소송 생활법률의 기본지식
정주수(법무사)지음 | 신국판 | 516쪽 | 14,000원
상속과 세금 생활법률의 기본지식
박동섭(변호사)지음 | 신국판 | 460쪽 | 14,000원
담보 · 보증 생활법률의 기본지식
류창호(법학박사)지음 | 신국판 | 436쪽 | 14,000원
소비자보호 생활법률의 기본지식
김성천(법학박사)지음 | 신국판 | 504쪽 | 15,000원
판결 · 공정증서 생활법률의 기본지식
정상태(법무사)지음 | 신국판 | 312쪽 | 13,000원
산업재해보상보험 생활법률의 기본지식
정유석(공인노무사) 지음 | 신국판 | 384쪽 |
14,000원

명 상

명상으로 얻는 깨달음
달라이 라마 지음 | 지창영 옮김
국판 | 320쪽 | 9,000원

처 세

성공적인 삶을 추구하는 여성들에게 우먼 파워
조안 커너 · 모이라 레이너 공저 | 지창영 옮김
신국판 | 352쪽 | 8,800원
聽 이익이 되는 말 話 손해가 되는 말
우메시마 미요지음 | 정성호 옮김
신국판 | 304쪽 | 9,000원
성공하는 사람들의 화술테크닉
민영욱지음 | 신국판 | 320쪽 | 9,500원
부자들의 생활습관 가난한 사람들의 생활 습관
다케우치 야스오지음 | 홍영의 옮김
신국판 | 320쪽 | 9,800원
코끼리 귀를 당긴 원숭이-히딩크식 창의력 을 배우자
강충인 지음 | 신국판 | 208쪽 | 8,500원
성공하려면 유머와 위트로 무장하라
민영욱지음 | 신국판 | 292쪽 | 9,500원
등소평의 오뚝이전략
조창남 편저 | 신국판 | 304쪽 | 9,500원
노무현 화술과 화법을 통한 이미지 변화
이현정 지음 신국판 | 320쪽 | 10,000원
성공하는 사람들의 토론의 법칙
민영욱 지음 | 신국판 | 280쪽 | 9,500원
사람은 칭찬을 먹고산다
민영욱지음 | 신국판 | 268쪽 | 9,500원
사과의 기술
김농주지음 | 국판변형 양장본 | 200쪽 | 10,000원
취업 경쟁력을 높여라
김농주 지음 | 신국판 | 280쪽 | 12,000원
유비쿼터스시대의 블루오션 전략
최양진지음 | 신국판 | 248쪽 | 10,000원
나만의 블루오션 전략 - 화술편
민영욱 지음 | 신국판 | 254쪽 | 10,000원
희망의 씨앗을 뿌리는 20대를 위하여
우광균 지음 | 신국판 | 172쪽 | 8,000원
끌리는 사람이 되기위한 이미지 컨설팅
홍순아지음 | 대국전판 | 194쪽 | 10,000원
글로벌 리더의 소통을 위한 스피치
민영욱 지음 | 신국판 | 328쪽 | 10,000원
오바마처럼 꿈에 미쳐라
정영순 지음 | 신국판 | 208쪽 | 9,500원
여자 30대, 내 생애 최고의 인생을 만들어라
정영순 지음 | 신국판 | 256쪽 | 11,500원
인맥의 달인을 넘어 인맥의 神이 되라
서필환 · 봉은희지음 | 신국판 | 304쪽 | 12,000원
아임 파인(I'm Fine!)
오오카와 류우호오 지음 | 4×6판 | 152쪽 |
8,000원
미셸 오바마처럼 사랑하고 성공하라
정영순 지음 | 신국판 | 224쪽 | 10,000원
용기의 법
오오카와류우호오지음 | 국판 | 208쪽 | 10,000원
긍정의 신
김태광 지음 | 신국판 변형 | 230쪽 | 9,500원

위대한 결단
이채윤 지음 | 신국판 | 316쪽 | 15,000원
한국을 일으킬 비전 리더십
안의정 지음 | 신국판 | 340쪽 | 14,000원
하우 아바웃 유?
오오카와 류우호오 지음 | 신국판 변형
140쪽 | 9,000원
셀프 리더십의 긍정적 힘
배은경 지음 | 신국판 | 178쪽 | 12,000원
실천하라 정주영처럼
이채윤 지음 | 신국판 | 300쪽 | 12,000원
진실에 대한 깨달음
오오카와 류우호오 지음 | 신국판 변형
170쪽 | 9,500원
통하는 화술
민웅식 · 조영관 · 손이수 지음 | 신국판
264쪽 | 12,000원
마흔, 마음샘에서 찾은 논어
이이영지음 | 신국판 | 294쪽 | 12,000원
겨자씨만한 역사, 세상을 열다
이이영 · 손완주 지음 | 신국판 | 304쪽 | 12,000원

어 학

2진법 영어
이상도지음 | 4×6배판 변형 | 328쪽 | 13,000원
한 방으로 끝내는 영어
고제윤지음 | 신국판 | 316쪽 | 9,800원
한 방으로 끝내는 영단어
김승엽 지음 | 김경영 · 카렌다 감수
4×6배판 변형 | 236쪽 | 9,800원
해도해도 안 되던 영어회화 하루에 30분씩 90일이면 끝낸다
Carrot Korea 편집부 지음 | 4×6배판 변형
260쪽 | 11,000원
바로 활용할 수 있는 기초생활영어
김수경 지음 | 신국판 | 240쪽 | 10,000원
바로 활용할 수 있는 비즈니스영어
김수경 지음 | 신국판 | 252쪽 | 10,000원
생존영어55
홍일록 지음 | 신국판 | 224쪽 | 8,500원
필수 여행영어회화
한현숙지음 | 4×6판 변형 | 328쪽 | 7,000원
필수 여행일어회화
윤영자지음 | 4×6판 변형 | 264쪽 | 6,500원
필수 여행중국어회화
이은진지음 | 4×6판 변형 | 256쪽 | 7,000원
영어로 배우는 중국어
김승엽지음 | 신국판 | 216쪽 | 9,000원
필수 여행스페인어회화
유연창지음 | 4×6판 변형 | 288쪽 | 7,000원
바로 활용할 수 있는 홈스테이 영어
김형주지음 | 신국판 | 184쪽 | 9,000원
필수 여행러시아어회화
이은수지음 | 4×6판 변형 | 248쪽 | 7,500원
바로 활용할 수 있는 홈스테이 영어
김형주지음 | 신국판 | 184쪽 | 9,000원
필수 여행러시아어회화
이은수지음 | 4×6판 변형 | 248쪽 | 7,500원
영어 먹는 고양이 1
권혁천지음 | 4×6배판 변형(올컬러)
164쪽 | 9,500원
영어 먹는 고양이 2
권혁천 지음 | 4×6판 변형(올컬러)
152쪽 | 9,500원

여 행

우리 땅 우리 문화가 살아 숨쉬는 옛터
이형권 지음 | 대국전판(올컬러)
208쪽 | 9,500원
아름다운 산사
이형권지음 | 대국전판(올컬러) | 208쪽 | 9,500원
맛과 멋이 있는 낭만의 카페
박성찬지음 | 대국전판(올컬러) | 168쪽 | 9,900원
한국의 숨어 있는 아름다운 풍경
이종원지음 | 대국전판(올컬러) | 208쪽 | 9,900원
사람이 있고 자연이 있는 아름다운 명산
박기성지음 | 대국전판(올컬러) | 176쪽 | 12,000원
마음의 고향을 찾아가는 여행 포구
김인자 지음 | 대국전판(올컬러) | 224쪽 | 14,000원
생명이 살아 숨쉬는 한국의 아름다운 강
민병준지음 | 대국전판(올컬러) | 168쪽 | 12,000원
틈나는 대로 세계여행
김재관 지음 | 4×6배판 변형(올컬러)
368쪽 | 20,000원
풍경 속을 걷는 즐거움 명상 산책
김인자지음 | 대국전판(올컬러) | 224쪽 | 14,000원
3,3,7 세계여행
김완수 지음 | 4×6배판 변형(올컬러)
280쪽 | 12,900원
법정 스님의 발자취가 남겨진
아름다운 산사
박성찬 · 최애정 · 이성준 지음
신국판 변형(올컬러) | 176쪽 | 12,000원
자유인 김완수의 세계 자연경관 후보지 21
곳 탐방과 세계 7대 자연경관 견문록
김완수지음 | 4×6배판(올컬러) | 368쪽 | 27,000원

레포츠

수열이의 브라질 축구 탐방 삼바 축구, 그
들은 강하다
이수열지음 | 신국판 | 280쪽 | 8,500원
마라톤, 그 아름다운 도전을 향하여
빌 로저스 · 프리실라 웰치 · 조 헨더슨 공저
오인환 감수 | 지창영 옮김
4×6배판 | 신국판 | 380쪽 | 15,000원
인라인스케이팅 100% 즐기기
임미숙지음 | 4×6배판변형 | 172쪽 | 11,000원
스키 100% 즐기기
김동환지음 | 4×6배판변형 | 184쪽 | 12,000원
태권도 총론
하웅의지음 | 4×6배판 | 288쪽 | 15,000원
수영 100% 즐기기
김종만 지음 | 4×6배판 변형 | 248쪽 | 13,000원
건강을 위한 웰빙 걷기
이강옥지음 | 대국전판 | 280쪽 | 10,000원
쉽고 즐겁게! 신나게! 배우는 재즈댄스
최재선 지음 | 4×6배판 변형 | 200쪽 | 12,000원
해양스포츠 카이트보딩
김남용 편저 | 신국판(올컬러) | 152쪽 | 18,000원

골 프

퍼팅 메커닉
이근택지음 | 4×6배판변형 | 192쪽 | 18,000원
아마골프 가이드
정영호지음 | 4×6배판변형 | 216쪽 | 12,000원
골프 100타 깨기
김준모지음 | 4×6배판변형 | 136쪽 | 10,000원
골프 90타 깨기
김광섭지음 | 4×6배판변형 | 148쪽 | 11,000원
KLPGA 최여진 프로의 센스 골프
최여진지음 | 4×6배판 변형(올컬러)
192쪽 | 13,900원
KTPGA 김준모 프로의 파워 골프
김준모지음 | 4×6배판 변형(올컬러)
192쪽 | 13,900원
골프 80타 깨기
오태훈지음 | 4×6배판 변형(올컬러) | 132쪽 | 10,000원
신나는 골프 세상
유응열지음 | 4×6배판 변형(올컬러)
232쪽 | 16,000원
이신 프로의 더 퍼펙트
이신지음 | 국배판 변형 | 336쪽 | 28,000원
주니어출신 박영진 프로의 주니어골프
박영진지음 | 4×6배판 변형(올컬러)
164쪽 | 11,000원
골프손자병법
유응열지음 | 4×6배판 변형(올컬러)
212쪽 | 16,000원
박영진 프로의 주말 골퍼 100타 깨기
박영진지음 | 4×6배판 변형(올컬러)
160쪽 | 12,000원
10타 줄여주는 클럽 피팅
현세용 · 서주석 공저 | 4×6배판 변형
184쪽 | 15,000원
단기간에 싱글이 될 수 있는 원포인트 레슨
권용진 · 김준모 지음 | 4×6배판 변형(올컬러)
152쪽 | 12,500원
이신 프로의 더 퍼펙트 쇼트 게임
이신 지음 | 국배판 변형(올컬러) | 248쪽
20,000원
인체에 가장 잘 맞는 스킨 골프
박길석지음 | 국배판 변형 양장본(올컬러)
312쪽 | 43,000원

여성 · 실용

결혼준비, 이제 놀이가 된다
김창규 · 김수경 · 김정철 지음
4×6배판 변형(올컬러) | 230쪽 | 13,000원

아 동

꿈도둑의 비밀
이소영 지음 | 신국판 | 136쪽 | 7,500원
바리온의 빛나는 돌
이소영 지음 | 신국판 | 144쪽 | 8,000원

서울아산병원 심장병원 박승정 박사
베스트 닥터의 건강한 심장을 위한 희망 프로젝트

심장병 119

2015년 3월 25일 제1판 1쇄 발행

지은이 / 박승정
펴낸이 / 강선희
펴낸곳 / 가림출판사

등록 / 1992. 10. 6. 제 4-191호
주소 / 서울시 광진구 능동로 334 (중곡동) 경남빌딩 5층
대표전화 / 02)458-6451 팩스 / 02)458-6450
홈페이지 / www.galim.co.kr
전자우편 / galim@galim.co.kr

값 13,000원

ISBN 978-89-7895-387-0 13510